SUR LA

PRÉTENDUE DÉGÉNÉRESCENCE

DE LA

POPULATION FRANÇAISE

EXTRAIT DU BULLETIN DE L'ACADÉMIE IMPÉRIALE DE MÉDECINE
1867. — Tome XXXII, p. 547.

Séances du 19 et du 26 mars 1867.

ACADÉMIE IMPÉRIALE DE MÉDECINE

SUR LA

PRÉTENDUE DÉGÉNÉRESCENCE

DE LA

POPULATION FRANÇAISE

PAR

PAUL BROCA

Professeur à la Faculté de médecine de Paris,
Membre de l'Académie impériale de médecine
Chirurgien de l'hôpital Saint-Antoine, etc.

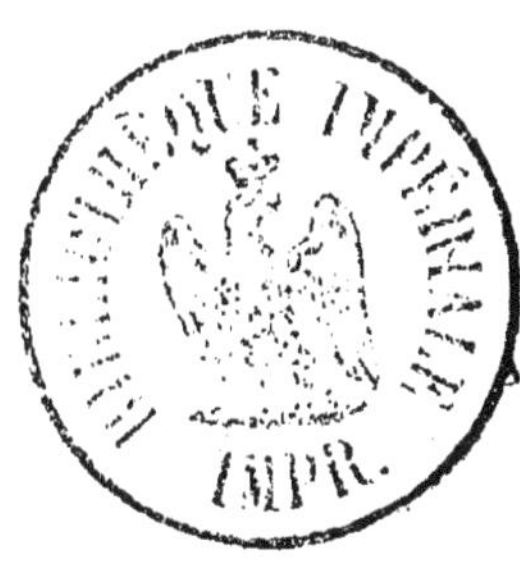

PARIS

IMPRIMERIE DE E. MARTINET

RUE MIGNON, 2

1867

SUR LA

PRÉTENDUE DÉGÉNÉRESCENCE

DE LA

POPULATION FRANÇAISE

La question dont je viens entretenir l'Académie a surgi fortuitement pendant la discussion sur la mortalité des nourrissons. Vous vous rappelez sans doute que notre collègue, M. J. Guérin, en parlant des effets désastreux de l'industrie nourricière, a fait remarquer, avec raison, que la mauvaise alimentation et la mauvaise hygiène avaient pour conséquence, non-seulement d'accroître outre mesure la mortalité des jeunes enfants pendant la première année, mais encore de porter atteinte dans beaucoup de cas à la constitution des survivants. Il a ajouté, et je suis encore de son avis, que cette altération de leur constitution pouvait produire des troubles notables dans le développement de leur corps, et devenir la cause d'infirmités, de difformités diverses ou d'un défaut de croissance. Sans m'exagérer la fréquence de ces résultats, je les considère comme réels, et j'admets, moi aussi, qu'une meilleure entente des soins donnés à l'enfance pourrait amener, non-seulement l'augmentation de la population par diminution de la mortalité du jeune âge, mais encore l'amélioration de la race par diminution du nombre des individus mal constitués et mal développés.

BROCA. 1

Mais notre honorable collègue est allé plus loin dans cette voie. Acceptant une opinion qui tend à se répandre depuis quelques années, il nous a dit que le nombre toujours croissant des individus infirmes ou rabougris rendait de plus en plus difficile le recrutement de l'armée, à telles enseignes qu'on allait être obligé d'abaisser encore une fois la taille règlementaire; et il a attribué cette décadence de notre race aux maladies chroniques et constitutionnelles qui se développent si souvent, suivant lui, chez les victimes de l'industrie nourricière.

M. Larrey a immédiatement protesté contre l'assertion erronée dont M. J. Guérin venait de proposer l'explication. Il a annoncé, en particulier, que le nombre des jeunes gens exemptés pour défaut de taille, loin de s'accroître, allait au contraire en diminuant. Sachant, en outre, que j'avais fait quelques recherches sur ce sujet, il m'a fait l'honneur d'invoquer mon témoignage, et M. le président, avec une bienveillance dont je le remercie, a bien voulu m'inviter à présenter à l'Académie les documents que je possède.

Je viens aujourd'hui m'acquitter de cette tâche; les chiffres que je vous apporte dissiperont, je l'espère, les inquiétudes que vous auriez pu concevoir sur l'état de notre population.

Je ferai remarquer d'abord que l'opinion de M. J. Guérin est infirmée par l'étude rétrospective de la mortalité des jeunes enfants. Pour pouvoir attribuer la décadence dont il nous menace à la cause qu'il a invoquée, il faudrait démontrer d'abord que les nourrissons étaient mieux soignés autrefois qu'ils ne le sont aujourd'hui. Or, la mortalité des enfants pendant la première année a notablement diminué depuis soixante ans. Voici un tableau que j'emprunte à M. Legoyt, qui dirige avec tant de talent la *Statistique de la France*, et que je voudrais voir siéger dans cette enceinte, car ses connaissances spéciales nous rendraient souvent de grands services.

N° 1.

Mortalité de 0 à 1 an depuis le commencement du siècle.

	Sur 100 nouveau-nés.
1806—1809	22,721
1810—1814	22,242
1815—1819	23,117
1820—1824	24,098
1825—1829	22,437
1830—1834	20,915
1835—1839	20,263
1840—1844	19,325
1845—1849	18,223
1850—1854	18,288
1855—1859	19,569
1860—1864	17,638

Le chiffre de mortalité de la période 1861-1864 ne figure pas sur le tableau de M. Legoyt. Je l'y ai ajouté en me basant sur les documents encore inédits que M. Bertillon a bien voulu recueillir pour moi dans le bureau de la Statistique, et que j'ai fait connaître à l'Académie dans ma précédente communication.

Ainsi, depuis 1820, la mortalité de 0 à 1 an a constamment diminué, et il est permis d'en conclure que les jeunes enfants sont loin d'être plus mal soignés aujourd'hui qu'ils ne l'étaient précédemment.

Il en résulte déjà que l'interprétation donnée par M. J. Guérin n'est pas fondée. Mais cela ne suffit pas pour réfuter le fait qu'il a énoncé. Il serait possible, en effet, que d'autres causes eussent porté atteinte à la validité de la population française. C'est ce que nous allons voir.

Au surplus, ce n'est pas la première fois que la question est posée. Il y a déjà plusieurs années que les journaux étrangers ont annoncé, avec quelque satisfaction, la décadence de notre race, et ces bruits exotiques ont trouvé de l'écho jusque dans la presse française.

Voici, par exemple, ce qu'on lit dans un de ces grands journaux politiques, qui pourtant ne manque pas de patriotisme :

« Cent mille jeunes gens aussi nus, sinon aussi beaux que
» les hôtes du jardin des Tuileries, viennent de passer sous
» la toise règlementaire, et d'entendre le président du conseil
» de révision prononcer, pour chacun d'eux, la parole sacra-
» mentelle : « Propre au service. » On dit que la tournée du
» conseil de révision maintiendra, dans leur triste gravité, les
» tables de proportions déjà connues de l'aptitude militaire
» des populations. Le *statu quo* n'est pas rassurant. On sait
» que le département de la guerre a cru devoir abaisser de
» quelques centimètres la taille exigée par les anciens règle-
» ments. Serions-nous bientôt forcés de l'abaisser encore ?
» Avons-nous en perspective une race lilliputienne ? Et la
» taille n'est pas le plus regrettable défaut. Que dire de la
» faiblesse de complexion ? Sur ce point il y a des chiffres
» lamentables. » (*Siècle*, 3 mai 1863.)

Nous retrouvons les mêmes lamentations sous une forme
plus grave dans la brochure, d'ailleurs si pleine d'intérêt,
que M. le docteur Monot (de Montsauche) vient de publier
sur l'industrie des nourrices : « Consultez, dit-il, les tableaux
» de recensement des jeunes gens du tirage de chaque année.
» Jadis les cas d'exemptions pour infirmités étaient rares ;
» aujourd'hui vous lisez à chaque page : exempt pour *fai-*
» *blesse générale;* exempt pour *infirmités contractées,* pour
» *défaut de taille,* etc. N'a-t-on pas été obligé, il y a quelques
» années, de baisser la taille exigée pour être propre au ser-
» vice militaire ? »

Il y a là autant d'erreurs que de lignes, et je le prouverai
bientôt ; mais je dirai tout de suite, pour n'y plus revenir,
que la taille règlementaire du soldat français n'a pas été
changée depuis trente-cinq ans. Sous le premier empire, elle
fut abaissée jusqu'à 1^m,54, et une fois même jusqu'à 1^m,52.
Portée à 1^m,57 sous la Restauration, et réduite à 1^m,54 après
la révolution de 1830, elle a été fixée à 1^m,56 par la loi du
21 mars 1832, qui va probablement être abrogée, mais qui
est encore en vigueur.

Ces oscillations de la taille règlementaire ont été déterminées par des considérations qui n'ont rien de commun avec la

question de la dégénérescence de la population. Pendant les dernières années du premier empire, on porta au maximum le chiffre des contingents, et pour cela il fallut abaisser autant que possible la taille exigible. Sous la Restauration, l'effectif de l'armée fut considérablement réduit ; on ne demandait à la conscription que 40 000 hommes par an, on put donc exiger une taille plus élevée, et d'ailleurs on cherchait à revenir à la tradition des anciens rois de France, qui mettaient leur amour-propre à n'avoir que de beaux hommes dans leurs troupes. La loi de 1818 fixa donc à 1^m,57 la taille règlementaire, qui ne fut pas changée en 1824, lorsque les contingents annuels furent portés à 60 000 hommes. En 1830, la guerre paraissait imminente. On s'attendait à avoir l'Europe entière sur les bras ; on abaissa donc la taille à 1^m,54. Mais cette situation n'était que transitoire, et lorsque l'horizon s'éclaircit, la loi de 1832 put exiger 2 centimètres de plus. Cette taille de 1^m,56, déterminée en vue d'un contingent annuel de 80 000 hommes, n'a pas été modifiée, quoique depuis 1853 tous les contingents aient été portés à 100 000 hommes au moins, et plusieurs fois même à 140 000. Maintenant il est certain que, depuis quelques années, plusieurs anthropologistes, et je suis du nombre, ont demandé, dans l'intérêt de la population, que la taille règlementaire fût abaissée. Les petits hommes, lorsqu'ils sont d'ailleurs bien constitués, sont parfaitement aptes à supporter les fatigués du service militaire ; dès lors il n'est pas juste de faire porter seulement sur les autres l'impôt de la conscription. Vouer les hommes grands à un célibat de sept ans, c'est faciliter le mariage des hommes petits ; et, comme la taille est un caractère qui se transmet par hérédité, une loi qui exempte les hommes de petite taille a pour conséquence inévitable d'augmenter, dans les générations suivantes, le nombre des petits hommes.

Ceux qui font des vœux pour l'amélioration de la race doivent donc demander, comme M. Boudin et comme moi, que la taille règlementaire soit abaissée. On objectait jusqu'ici que le dégagement de la baguette du fusil exigeait une certaine taille ; mais avec les nouvelles armes, qui se chargent par la culasse, tout homme assez fort pour porter le sac et le fusil est bon pour le service, et il n'y a plus de raison pour maintenir l'ancienne limite.

Permettez-moi maintenant de reprendre mon argumentation. Les articles que je vous ai lus annoncent que la population française est en décadence; mais ce n'est là qu'une partie des malheurs dont on nous menace. On ajoute que notre race dépérit, que sa fécondité diminue, qu'elle est en baisse sous le rapport de la quantité, non moins que sous le rapport de la qualité. Et les explications ne manquent pas. Les uns accusent la révolution sociale, le développement de l'industrie, l'accroissement des villes aux dépens de la population rurale; d'autres s'en prennent à la vaccine (car elle a ses détracteurs), à l'alimentation par les pommes de terre, à l'abus du tabac et de l'alcool, à l'inconduite universelle. Quelques-uns, invoquant une cause plus réelle et digne de toute l'attention des législateurs, font remarquer que le mode d'organisation de l'armée condamne au célibat, pendant toute la durée du service, les hommes les plus valides, tandis que les infirmes se marient et transmettent à leurs enfants leur constitution défectueuse. D'autres enfin, sans pousser si loin l'analyse, accusent la civilisation en général de faire violence à la nature, et de conduire peu à peu l'humanité vers sa décadence.

Messieurs, je ne suis pas optimiste; je ne suis pas de ceux à qui notre état social paraît voisin de la perfection. Mais quand je compare les conditions actuelles de la vie de l'homme en France avec ce qu'elles étaient avant notre grande révolution, quand je constate que le partage du sol a plus que décuplé le nombre des propriétaires, que les subsistances se sont accrues, et que les salaires du paysan et de l'ouvrier ont augmenté plus rapidement que le prix des choses de première nécessité, je ne puis m'empêcher de reconnaître qu'en moyenne la population française est mieux nourrie, mieux vêtue, mieux logée, j'ajoute moins ignorante qu'elle ne l'a été à aucune époque. Si de pareilles améliorations pouvaient avoir pour conséquence la décadence physique de la nation qui les a réalisées, ce serait profondément triste, car il faudrait alors nier les bienfaits de la civilisation, et tourner le dos au progrès pour revenir en arrière. Mais avant de nous décourager ainsi, demandons-nous s'il est bien vrai que notre race soit en voie de dégénérescence, et si l'on n'aurait pas cette fois encore, comme dans l'histoire de la dent d'or, édifié des théories pour expliquer des faits imaginaires.

J'examinerai successivement la question du dépérissement et celle de la décadence. Ce sont là deux choses qui souvent marchent de front, mais qui sont pourtant séparables. Le dépérissement d'une race, c'est son affaiblissement numérique résultant de la diminution de la natalité ou de l'augmentation de la mortalité, ou de ces deux causes réunies. Il ne faut pas la confondre avec la décadence, qui est quelquefois compatible, au moins pour un temps, avec l'accroissement numérique, et qui est caractérisée par l'abaissement du niveau moyen de la force physique, intellectuelle ou morale.

L'idée du dépérissement de notre race s'est répandue depuis 1854. Cette année-là le chiffre des décès l'emporta sur celui des naissances. Il y eut 992 779 décès pour 923 461 naissances; ce qui constituait un déficit de 69 318. C'était la première fois qu'un pareil phénomène se produisait depuis l'institution de l'État civil. Toujours jusqu'alors la natalité avait dépassé la mortalité. La population française allait-elle donc entrer dans une phase de décroissance? On put le craindre, et toutefois tout permettait de croire que cette année 1854 ne constituerait qu'une exception due à des circonstances temporaires. Par suite de la mauvaise récolte de 1853, le prix du blé s'était élevé en 1854 à plus de 32 francs l'hectolitre; c'était une cherté tout à fait voisine de la disette. Pour surcroît de malheur, le choléra avait fait périr en France 145 541 personnes; enfin, la campagne de Crimée avait singulièrement accru la mortalité de l'armée, en même temps que le chiffre du contingent annuel était subitement porté de 80 000 à 140 000 hommes, ce qui diminuait les ressources d'un grand nombre de familles. Pour montrer combien ce fâcheux concours de circonstances avait ébranlé la population, il suffira de dire qu'il y eut cette année-là 10 000 mariages de moins qu'en 1853, 13 000 de moins qu'en 1855, 27 000 de moins qu'en 1858! Il n'en faut pas tant pour expliquer le déchet de l'année 1854. Aussi vit-on dès l'année suivante, malgré la continuation de la guerre et l'accroissement de la cherté, le nombre des naissances faire presque équilibre à celui des décès. Depuis lors la population a repris rapidement sa marche ascendante; mais ce résultat rassurant n'a pu effacer le souvenir de la triste année 1854, et bien des gens s'imaginent encore que notre race est en voie de dépérissement.

Une autre cause d'inquiétude est née de l'examen des tableaux à l'aide desquels on exprime la fécondité des mariages. Pour chercher combien chaque couple produit d'enfants, on compare pour chaque année, ou pour chaque période, le nombre des naissances légitimes avec celui des mariages. En divisant le premier nombre par le second, on obtient un nombre fractionnaire qui exprime, ou plutôt qui est censé exprimer le chiffre moyen des enfants de chaque couple. Cette évaluation serait exacte dans une population absolument stationnaire, où le nombre des naissances annuelles et celui des mariages annuels ne varieraient jamais. Mais cette population n'existe nulle part. Les enfants qui sont nés en 1866 sont issus, en très-grande majorité, des mariages contractés pendant les vingt années précédentes; et de même les enfants que doivent produire les mariages de 1866 viendront presque tous au monde pendant les vingt années suivantes. D'après cela, il est évident qu'il n'y a aucune solidarité entre la natalité d'une année, quelle qu'elle soit, et le mouvement des mariages pendant la même année, et que la comparaison de ces deux éléments ne peut fournir aucun résultat positif. Aussi voit-on le coefficient de la fécondité des mariages augmenter dans certaines années à faible natalité, et diminuer au contraire dans d'autres années où la natalité est beaucoup plus grande. Par exemple, le plus fort coefficient de fécondité que l'on ait constaté, depuis vingt ans, est celui de l'année 1854, où le nombre des naissances légitimes est presque descendu au minimum. Il n'y eut cette année-là que 888 069 naissances légitimes ; mais, le nombre des mariages ayant diminué bien plus encore que celui des naissances, et étant descendu à 270 896, le coefficient de fécondité s'éleva à 3,27. En 1858, au contraire, année de grande prospérité, il y eut 932 438 naissances légitimes ; mais, le nombre des mariages s'étant élevé à 307 056, le coefficient de fécondité se réduisit à 3,04, où il n'était pas descendu depuis dix ans.

Lorsqu'au lieu de considérer une seule année, on considère une période plus étendue, les résultats de ce mode d'appréciation sont moins trompeurs : ils le sont d'autant moins que les périodes sont plus longues ; mais ils ne peuvent jamais devenir corrects, à moins que l'on ne trouve le moyen de comparer des périodes de vingt ans au moins, pendant lesquelles le nombre des mariages n'aurait pas varié. Et comme cela est à peu près impossible, le calcul à l'aide duquel on s'efforce de déterminer indirectement la fécondité des mariages n'a qu'une valeur très-incertaine, et bien inférieure à celle de l'étude directe de la natalité.

Il m'a paru utile de faire ces réserves avant de vous présenter le tableau des coefficients de fécondité depuis la fin du dernier siècle.

N° 2.

Fécondité des mariages (nombre de naissances pour un mariage).

Périodes.	Y compris les enfants naturels.
1781—1784	4,19

six° siècle.	Enfants légitimes seulement.
1800—1805	4,24
1806—1810	3,82
1811—1820	3,76
1821—1830	3,65
1831—1835	3,47
1836—1840	3,25
1841—1845	3,21
1846—1850	3,17
1851—1855	3,22
1856—1860	3,16

Quelle est la portée de ce tableau? Remarquons d'abord que le coefficient de fécondité des années 1781-1784 est notablement exagéré, par suite de l'adjonction des enfants naturels, confondus avec les légitimes sur les registres des intendants généraux. Il me paraît fort probable que si la séparation avait été faite, comme elle l'est depuis l'institution de l'État civil, le coefficient de mortalité n'aurait pas excédé le chiffre de 4. Si l'on suppose, par exemple, que le nombre des bâtards, pendant ces quatre années, ait été de 171 000, comme pendant les quatre premières années du siècle, on trouve que le coefficient de fécondité n'est plus que de 4,01. Il n'est pas inutile de signaler cette circonstance à ceux qui parlent sans cesse de l'extrême fécondité des hommes de l'ancien régime.

La suite du tableau montre une décroissance presque continue des coefficients de fécondité. Mais, pour apprécier la signification de ces chiffres, il est bon de rappeler cette loi démographique, que toute population à qui les subsistances ne font pas défaut, tend à réparer ses forces et à combler, par un excédant de natalité, les vides produits par un excédant de mortalité. A la fin du dernier siècle, les grandes guerres de la République, la famine de 1792-1795, l'émigration, la perturbation inséparable des crises révolutionnaires, avaient singulièrement éclairci les rangs de la population française. Aussi voyons-nous, de 1800 à 1805, le coefficient de fécondité s'élever à 4,25. Il baisse légèrement dans les deux périodes suivantes, tout en restant encore assez fort, parce que les guerres de l'Empire et les désastres de l'invasion continuent à creuser des vides nombreux, qui sollicitent un surcroît de natalité. Sous la Restauration, la nation, jouissant, pour la première fois depuis la chute de l'ancien régime, des bien-faits de la paix, développe rapidement les ressources du sol, de l'industrie et du commerce. Le revenu s'accroît dans des proportions considérables. C'est encore une époque que l'on peut considérer comme exceptionnelle, et si l'on ne veut comparer que des éléments comparables, on ne doit pas remonter au delà de 1830. Prenons donc pour point de départ la période quinquennale de 1831-1835 dont le coefficient de fécondité a été de 3,47. Or, il n'est pas douteux que depuis lors le coefficient de fécondité a diminué, puisqu'il est descendu une fois à 3,16; mais, si la diminution est assez forte pour qu'on ne puisse pas l'attribuer tout entière à la défectuosité du procédé d'évaluation dont je crois avoir démontré l'insuffisance, elle n'est pas assez considérable cependant pour nous donner de très-vives inquiétudes.

Que signifie maintenant cette légère diminution de la fécondité des mariages ? Est-elle l'indice d'une altération des facultés génératrices, comme on l'observe chez les races en décadence, aux Iles Sandwich par exemple, où la stérilité des femmes est devenue si fréquente, que les filles-mères y sont recherchées à l'égal de nos plus riches héritières? Non, messieurs, notre race n'a rien perdu de sa fécondité. Le phénomène qui nous occupe est la conséquence naturelle d'une loi que les économistes ont proclamée, savoir, que, dans une population quelque peu serrée, tout ce qui tend à diminuer le nombre des prolétaires tend par là même à ralentir la natalité. Ainsi que l'a dit M. Legoyt, la misère seule est imprévoyante. Celui qui n'a rien dans le présent ne s'inquiète pas de l'avenir; il ne voit que le plaisir du moment, et il y sacrifie sans réflexion, ou, s'il songe à ses enfants, c'est pour se dire qu'ils ne seront pas plus misérables que lui. Celui qui possède, au contraire, et qui apprécie pour lui-même les douceurs de l'aisance, se préoccupe de la position qu'il pourra laisser à ses enfants, de l'éducation qu'il pourra leur donner, et la contrainte qu'il s'impose mérite peut-être quelque indulgence, puisqu'elle est la conséquence de la prévoyance paternelle.

Certes les meilleurs sentiments peuvent conduire à des exagérations blâmables; et il ne me déplaît pas d'avoir lu, il y a quelques jours, dans un nouveau journal auquel je souhaite la bienvenue, dans la *Réforme médicale*, de vertes admonitions à l'adresse des bourgeois calculateurs qui poussent trop souvent la prudence jusqu'à l'égoïsme. Cet article, dû à la plume habile et incisive d'un écrivain qui gardait le silence depuis plusieurs années, et qui vient de reprendre avec distinction sa place dans la presse médicale, nous présente le tableau sous des couleurs un peu vives, et a valu à son auteur, qui n'y était pas habitué, l'avantage de recevoir les félicitations du clergé. Je reconnais d'ailleurs que les accusations de M. de Castelnau ne sont pas dénuées de fondement. Il vaudrait mieux sans doute que les familles aisées eussent le nombre d'enfants qu'elles peuvent convenablement élever ; mais elles sont en trop petite minorité dans le pays pour que les calculs égoïstes de quelques-unes d'entre elles puissent porter une atteinte bien sérieuse à la population. C'est à des causes plus générales qu'il faut attribuer la diminution légère que nous présente le chiffre relatif des naissances. Les nouvelles conditions sociales qui résultent de l'abolition du droit d'aînesse, du développement de l'industrie et du commerce, de l'encombrement des carrières, retardent, pour un très-grand nombre d'individus, l'époque du mariage. L'homme ne se marie en général que lorsqu'il s'est fait une position ou créé des ressources personnelles, ce qui, dans beaucoup de professions, n'a guère lieu avant trente ans. Ajoutons que l'allongement de la vie moyenne retarde le moment où les enfants sont mis en possession de l'héritage de la famille. Chez les prolétaires, qui n'ont rien à attendre par héritage, le service militaire oppose au mariage des retards bien autrement sérieux. De tout cela il résulte qu'on se marie aujourd'hui beaucoup plus tard qu'autrefois. La durée du temps pendant lequel on peut procréer des enfants légitimes, les seuls dont il soit question ici, se trouve ainsi diminuée de plusieurs années. C'est déjà une cause de déchet ; mais ce n'est pas la seule. La jeunesse est moins prévoyante que l'âge mûr, et les jeunes maris n'ont pas la prudence (pour employer une expression euphémique) qui porte les hommes plus mûrs, je ne dis pas plus sages, à ménager le nombre de leurs enfants. Pour ce double motif, toute cause qui retarde le mariage doit donc amener, dans une certaine mesure, la diminution du nombre relatif des naissances légitimes. N'accusons donc pas la nature humaine de ce qui n'est que l'effet des circonstances. Et gardons-nous surtout d'exagérer la gravité de la situation. Vous allez voir en effet que ces causes de déchet sont plus que compensées, et qu'il n'y a vraiment pas lieu de sonner la cloche d'alarme.

Soit que l'on considère le coefficient de fécondité des mariages, soit que l'on compare le chiffre annuel des naissances au chiffre de la population, on trouve que le nombre relatif des naissances a réellement diminué. Néanmoins le nombre absolu des naissances va toujours en progressant. Ce fait paraissant en contradiction avec l'autre, quelques personnes ont cru pouvoir en conclure que le chiffre croissant de la natalité devait être attribué à l'extension du concubinage, et à l'augmentation du nombre des enfants illégitimes. Il n'en est rien. La natalité des enfants naturels n'a pas sensiblement varié depuis quarante ans. Elle s'éleva à 72 000 en 1826 ; elle n'a été que de 71 000 en 1857. Elle a atteint 75 000 en 1864 ; mais elle avait atteint ce chiffre en 1835. Elle est donc à peu près stationnaire en chiffres absolus, et elle est, par conséquent, en décroissance, eu égard à la population, qui a augmenté de près d'un sixième depuis 1830. C'est par l'augmentation du nombre des naissances *légitimes* que s'accroît le chiffre de la natalité. De 1816 à 1820 il naissait annuellement 970 000 enfants légitimes, y compris les mort-nés. De 1861 à 1863, les naissances légitimes se sont élevées en moyenne, dans les 86 anciens départements, à 1 027 207, y compris environ 44 000 mort-nés (1).

On a dit, à propos des mort-nés, que leur nombre allait toujours en croissant. Le fait est que la statistique n'en comptait pas tout à fait 31 000 en 1840, et que depuis lors la progression a été constante, au moins jusqu'à 1859, année où le nombre des mort-nés dépassa 46 000. Quoi donc ? serions-nous dégénérés à ce point que nos femmes commenceraient à ne plus pouvoir mettre au monde des enfants vivants ? Et si, en une vingtaine d'années, le chiffre des mort-nés s'est accru de plus de moitié, n'est-il pas à craindre qu'il ne continue

____

(1) Il faudrait encore joindre à ces chiffres les naissances de l'arrondissement de Grasse, qui a été détaché du Var et réuni aux Alpes-Maritimes.

à s'accroître dans la même proportion, qu'en l'an 2000 il ne s'élève au delà de 100 000, et qu'en moins de deux siècles il ne finisse par absorber entièrement la liste des naissances ? Rassurez-vous, messieurs ; cet accroissement si menaçant est tout à fait illusoire. Ce n'est pas un phénomène biologique, ce n'est qu'un accident de statistique. Jusqu'à 1840, la statistique confondait en un même groupe les mort-nés et les enfants nés vivants. Cette année-là, pour la première fois, le bureau de la Statistique de la France donna des instructions pour que la distinction des deux groupes fût désormais établie. Mais on ne change pas ainsi d'un trait de plume les habitudes de la population, ni même celles des employés de l'État civil. Malgré des avertissements réitérés, beaucoup de gens s'imaginent encore qu'il n'est pas nécessaire de déclarer les mort-nés. Beaucoup d'autres, quoique ne péchant pas par ignorance, font disparaître les mort-nés pour éviter les complications et les dépenses de l'enterrement. La statistique a donc été fort incomplète pendant les premières années ; elle s'est perfectionnée peu à peu ; les maires sont devenus plus vigilants, les administrés sont devenus moins récalcitrants. Enfin, l'expérience a montré qu'il était nécessaire de confondre avec les mort-nés proprement dits les enfants qui vivent moins de trois jours, et qui, pendant les premières années de la statistique, figuraient tantôt sur la la liste des enfants nés vivants, tantôt sur celle des mort-nés. Pour tous ces motifs, les chiffres annuels se sont rapidement accrus ; mais l'accroissement s'est notablement ralenti depuis dix ans, et tout permet de croire qu'il ne tardera pas à s'arrêter. En tous cas, gardons-nous d'attribuer à la détérioration de la race ce qui n'est que l'effet du perfectionnement de la statistique.

Je crois avoir établi que le nombre *absolu* des naissances continue à augmenter. Ce fait n'est pas douteux ; mais il n'est pas douteux non plus que le nombre des naissances est en voie de diminution lorsqu'on le compare au nombre des habitants. Qu'est-ce que cela prouve ? Que le second nombre s'est accru plus rapidement que le premier. Et quelles conclusions pouvons-nous en tirer ? Que l'accroissement de la population, n'étant pas dû à l'augmentation de la natalité, est dû à la diminution de la mortalité et à l'allongement de la vie.

Le nombre des naissances n'a donc pas l'importance presque exclusive qu'on lui attribue. C'est un faux critérium de la prospérité d'une population. En voulez-vous un exemple ? M. le docteur Monot, dans la brochure que j'ai déjà citée, a publié des chiffres d'où il résulte que, dans le canton de Montsauche, il y a chaque année une naissance pour 15 habitants. Dans la France entière il naît seulement un enfant pour 36 habitants. Eh bien ! messieurs, la population du canton de Montsauche diminue rapidement, tandis que celle de la France est au contraire en voie d'accroissement. C'est ce que démontre la comparaison des divers dénombrements.

Chacun d'eux a révélé une augmentation notable. En divisant le chiffre qui exprime cette augmentation par le nombre d'années de la période correspondante, on obtient le chiffre moyen de l'accroissement annuel, et le tableau suivant répond victorieusement à l'assertion de ceux qui disent que notre population est en décroissance.

N° 3.

Accroissement annuel de la population en France.

Périodes.	Accroissement annuel.
1801—1811	174 373
1812—1821	136 914
1822—1831	210 734
1832—1836	194 337
1837—1841	137 853
1842—1846	254 061
1847—1851	76 537
1852—1856	51 239
1857—1861	135 578
1862—1866	132 759

La population de 1801 était de	27 349 003
Celle de 1831 était de	32 569 223
Celle de 1866, non compris les trois nouveaux départements, est de	37 390 057

Les deux périodes les moins favorables sont comprises entre 1847 et 1856. Cela ne doit pas nous surprendre si nous songeons aux deux grandes chertés de 1847 et de 1853-1856, à l'épidémie cholérique de 1849, à celle de 1854, à la perturbation produite dans un grand nombre d'existences par la révolution de 48, si nous songeons enfin à la forte mortalité de nos troupes pendant la guerre de Crimée. Mais l'accroissement, considérablement ralenti alors, a repris un nouvel essor depuis dix ans, et, quoiqu'il ne soit pas aussi rapide qu'il a pu l'être dans des périodes antérieures, il est suffisant cependant pour nous donner confiance en l'avenir.

Somme toute, depuis le commencement de ce siècle, la population s'est accrue de dix millions, c'est-à-dire de plus d'un tiers. Il est clair qu'elle ne pourra pas progresser ainsi indéfiniment, mais le moment où elle s'arrêtera paraît encore éloigné.

Je l'ai déjà dit : ce résultat, par cela seul qu'on ne peut pas l'attribuer à l'augmentation de la natalité, doit être attribué à la diminution de la mortalité, et nous pouvons dès lors en conclure que la durée de la vie s'est allongée. Considéré au point de vue de l'économie sociale, ce mode d'accroissement est bien préférable non-seulement pour l'individu, mais encore pour la nation elle-même, à celui qui est l'effet de l'augmentation du nombre des naissances. Une population qui croît par excès de natalité renferme dans son sein beaucoup d'enfants et peu d'adultes, c'est-à-dire beaucoup de consommateurs et peu de producteurs. Elle est moins forte et moins riche que celle qui croît par l'allongement de la vie moyenne.

Mais il s'agit de démontrer directement que la durée de la vie est en progrès dans notre pays.

Les procédés de biométrie employés jusqu'à ce jour sont assez nombreux. On a calculé la vie moyenne en établissant le rapport de la population, tantôt avec les naissances, tantôt avec les décès, tantôt avec la demi-somme des naissances et des décès ; d'autres statisticiens, parmi lesquels je citerai

M. Legoyt, calculent l'âge moyen des décédés. M. Bertillon, dans une importante communication qu'il a faite à l'Académie, et dans un mémoire plus étendu qu'il a lu au Congrès médical de Bordeaux, a prouvé que ces divers procédés manquent de rigueur, et que, pour arriver à une détermination vraiment scientifique, il faut, suivant les principes établis pour la première fois par Bernouilli, ramener par le calcul tous les éléments de la population des divers âges aux conditions particulières de vie qui caractérisent la période spéciale que l'on considère, abstraction faite des variations qu'elles ont pu présenter dans les périodes précédentes ou qu'elles pourront présenter dans les périodes ultérieures. On obtient ainsi une donnée qu'on a appelée *l'espérance mathématique*, et qui exprime réellement la chance de longévité dévolue à tout individu qui vient au monde à un moment donné. Cette vie moyenne mathématique, la seule correcte, ne peut être déterminée que par des calculs immenses, et exige d'ailleurs des études faites sur des périodes assez longues pour échapper aux causes passagères des variations de la vie aux divers âges. Elle n'a été calculée en France que trois fois, d'abord par Duvillard pour la fin du XVIIIe siècle, puis par Demonferrand pour la période 1817-1831, et enfin par M. Bertillon pour la période 1840-1859. Il me paraît donc utile de placer à côté du tableau de la vie moyenne mathématique, deux autres tableaux dressés, pour des périodes plus courtes et plus nombreuses, suivant les deux procédés les plus usités. Dans ces diverses appréciations, les points de départ sont assez différents pour donner quelquefois des résultats contradictoires. Ainsi, lorsque les changements sont très-légers, un procédé pourrait donner une augmentation de la vie moyenne là où un autre donnerait au contraire une diminution. Mais en France, depuis la fin du dernier siècle, l'accroissement de la vitalité a été assez grand pour que tous les calculs, quelle qu'en soit la base, aient donné des résultats analogues. Si l'étendue de l'écart est variable, toujours du moins cet écart se manifeste dans le même sens, et nous révèle une amélioration continue. C'est ce que montre le tableau suivant, où il m'a paru suffisant de faire figurer trois séries de calculs.

N° 4.

Vie moyenne en France.

1° D'après la formule de Price et Ch. Dupin.

$$V_0^M = \frac{2P}{S_0 + D}$$

Ans.
- 1771—1775. 28,30
- 1776—1780. 28,37
- 1781—1786. 27,43

Ans.
- An IX à XIII. 32,43
- 1806—1810. 34,38
- 1811—1815. 34,95
- 1816—1820. 34,95
- 1821—1825. 37,27
- 1826—1830. 37,15
- 1831—1835. 38,15
- 1836—1840. 38,75
- 1841—1845. 40,00
- 1846—1850. 39,39
- 1851—1855. 40,23
- 1856—1860. 42,08

2° Age moyen des décédés (Legoyt).

Ans.
- 1806—1809. 31,08
- 1810—1814. 32,28
- 1815—1819. 31,83
- 1820—1824. 31,41
- 1825—1830. 31,66
- 1831—1834. 33,58
- 1835—1839. 34,91
- 1840—1844. 35,08
- 1845—1849. 36,00
- 1850—1855. 36,66
- 1860—1864. 37,83

3° Vie moyenne vraie ou espérance mathématique (la population étant ramenée par le calcul à un état stationnaire).

Ans.
- Fin du XVIIIe sièc. (Duvillard)... 29,00
- 1817-1831 (Demonferrand).. 39,50
- 1840-1859 (Bertillon)...... 40,15

L'ancien régime, que certaines gens regrettent encore, fait ici fort triste mine, et ceux qui voudraient y revenir ne se doutent peut-être pas qu'il leur en coûterait plus de dix ans de leur vie.

Les bienfaits de la régénération sociale que nous devons à la Révolution se reconnaissent dès la première année du siècle, où la vie moyenne, calculée d'après la première formule, présente un brusque accroissement de cinq ans ; ils se traduisent, dans les périodes suivantes, par des progrès plus lents, mais continus, dont nous n'avons pas encore vu le terme. Sommes-nous prêts de l'atteindre ? Nous en sommes au contraire bien loin, et personne ne voudra me contredire dans cette Académie où tout le monde s'est accordé à reconnaître que la mortalité de la première année, quoique déjà considérablement réduite, est encore exorbitante, et qu'elle

peut être réprimée par les progrès de l'hygiène, de l'instruction, de l'assistance, non moins que par une meilleure rè-
glementation de l'industrie nourricière. La vie moyenne doit
donc s'allonger encore, mais la progression s'arrêtera nécessairement tôt ou tard, car l'homme ne peut pas avoir la pré-
tention de se rendre immortel. Gagnerons-nous trois ans,
cinq ans, ou plus encore? C'est le secret de l'avenir.

On peut apprécier d'une autre manière la vitalité de la population, en cherchant quel est, pour un certain chiffre de
naissances, le nombre des individus qui survivent à un âge
donné. Cette recherche, comme la précédente, peut être faite
de deux manières, soit par la méthode mathématique, soit par
la méthode purement expérimentale. La première méthode
donne les résultats suivants :

N° 5.

Survivants à 5 ans (calculs mathématiques).

	Sur 1000 nés vivants.
Fin du xviii° siècle (Duvillard)...............	583
1817—1831 (Demonferrand)...............	719
1840—1859 (Bertillon)...............	723

Survivants à 20 ans (calculs mathématiques).

	Sur 1000 nés vivants.
Fin du xviii° siècle (Duvillard)...............	502
1817—1831 (Demonferrand)...............	638
1840—1859 (Bertillon)...............	643

La méthode expérimentale, moins rigoureuse en ce sens
que les éléments dont elle dispose obéissent à des influences
accidentelles et très-diverses, a l'avantage d'être d'une application beaucoup plus commode. Elle consiste à établir une
comparaison rétrospective entre le nombre des individus d'un
âge déterminé et le nombre des naissances de l'année où
ils sont venus au monde. Les listes des recensements et celles
de l'État civil fournissent les éléments de cette appréciation.
Mais la détermination de l'âge n'est pas toujours faite avec
une rigueur suffisante dans les dénombrements généraux de
la population, et l'on possède, pour les jeunes hommes de

vingt à ving' et un ans, un document bien autrement certain :
c'est la composition des classes du recrutement annuel. En
comparant, pour chaque année, le nombre des naissances masculines et vivantes avec celui des jeunes gens appelés vingt
ans plus tard au tirage au sort, *déduction faite des étrangers*,
M. Legoyt a donné le tableau suivant :

N° 6.

*Pour les mâles seulement. — Survivants à 20-21 ans, d'après
le recrutement et l'État civil (Legoyt).*

	Sur 1000 nés vivants.
1820—1824	582,1
1825—1829	608,2
1830—1834	618,2
1835—1839	616,2
1840—1844	608,4
1845—1849	604,4
1850—1854	608,4
1855—1859	615,9
1860—1863	626,9
1863	632,5

Mille naissances masculines fournissent donc maintenant
à la classe correspondante cinquante hommes de plus qu'il
y a quarante ans. Aussi constatons-nous, avec un intérêt
qu'augmente encore l'actualité de la question du recrutement,
que la force des classes est toujours en progression.

N° 7.

Force des classes (jeunes hommes de 20 à 21 ans).

	Moyenne annuelle.	Durée des périodes.
De 1816 à 1830	287 800	15 ans.
De 1831 à 1845	301 422	15
De 1850 à 1859	305 450	14
De 1860 à 1864 (avec les trois départements nouveaux)	321 096	5
De 1860 à 1864 (sans les trois départements nouveaux)	313 929 (1)	5

(1) Chiffre trop faible, l'arrondissement de Grasse ayant été séparé du
Var et joint aux Alpes-Maritimes.

Je viens de vous prouver, par des chiffres irrécusables, que la population française n'est pas en voie de dépérissement, qu'elle est au contraire en voie d'accroissement numérique.

Rassurés sur ce premier point, cherchons s'il y a quelque chose de fondé dans les craintes que l'on a exprimées relativement à notre prétendue décadence physique. J'ai déjà dit que la décadence était à la rigueur compatible, au moins pour un certain temps, avec l'accroissement numérique. Mais lorsque celui-ci progresse d'une manière continue et prolongée, sans que rien permette d'en prévoir la fin, il y a toutes chances pour que la validité de la race soit en progrès comme sa vitalité ; car toute dégénérescence tend à tarir, au bout de peu de générations, les sources de la vie, de sorte que, là où la prospérité numérique se maintient au delà de la durée de deux, ou même d'une seule génération, l'idée d'une décadence physique devient fort improbable. Mais ce n'est là qu'une démonstration indirecte, et il est bon d'y joindre la preuve expérimentale. C'est ce que je vais faire, en me basant sur les résultats fournis par le recrutement de l'armée.

Je serai plus d'une fois obligé de critiquer et de remanier les documents officiels dont je me servirai. J'aurais préféré pouvoir vous les présenter sans modifications ; mais ils sont malheureusement entachés de graves erreurs de calcul, qui quelquefois en dénaturent entièrement la signification. Cette assertion peut vous paraître étrange, et je vous demanderai la permission de la justifier.

Le département de la guerre publie chaque année, depuis 1818, et surtout depuis 1832, un *Compte rendu du recrutement* où sont consignés les résultats des opérations des conseils de révision. Ces comptes rendus, source infiniment précieuse de renseignements sur la population masculine de vingt à vingt et un ans, renferment deux ordres de documents : les uns, purement numériques, transcrits d'après les feuilles des conseils de révision ; les autres statistiques, obtenus d'après des calculs auxquels les premiers documents servent de base.

Or, si les chiffres initiaux sont toujours exacts, il est loin d'en être de même de ceux que l'on obtient par le calcul. Les opérations simples de l'arithmétique méritent toute confiance ; mais les calculs de proportions présentent déjà quelques erreurs, et les opérations plus compliquées sont presque toujours fausses.

Enfin, ce qui est surtout défectueux, c'est la méthode, c'est ce que je pourrais appeler la mise en train de la statistique : on y trouve des manœuvres qui, au point de vue scientifique, sont de véritables barbarismes. Qui faut-il en accuser ? Personne, mais la situation n'en est pas moins déplorable. Un jour, après avoir vainement cherché à corriger un chiffre évidemment erroné, je voulus aller aux renseignements dans les bureaux de la Guerre. Quelques lignes de M. Michel Lévy m'y procurèrent un excellent accueil, mais quand je demandai le bureau de statistique, on me dit que ce bureau n'existait pas ! Où donc, quand et comment se font les calculs dont les résultats sont publiés chaque année sous la responsabilité du ministre de la guerre ? Les uns se font dans les préfectures, par les soins d'employés indéterminés, qui n'ont d'autre guide qu'une note marginale des feuilles expédiées de Paris aux conseils de révision. Les autres sont faits au ministère, où la besogne se répartit entre divers employés qui travaillent séparément, sans aucune direction, sans aucune solidarité et surtout sans aucun contrôle. Il serait miraculeux qu'une statistique ainsi faite fût bonne et valable. La seule chose qui m'étonne, c'est qu'elle ne soit pas plus mauvaise. Mais on me permettra d'émettre, au nom de la science démographique, le vœu qu'il soit institué au ministère de la guerre un bureau de statistique. L'appel des classes est le seul moyen général que l'on possède de recueillir des notions exactes sur l'état physiologique et pathologique de la population. La Statistique de la France nous fait connaître le nombre des individus de chaque âge, mais elle ne nous dit pas, elle ne peut pas nous dire ce qu'ils valent. Cette grave lacune, les opérations du recrutement permettront de la combler, au moins pour la population masculine de vingt ans, lorsqu'elles seront mises en œuvre d'une manière scientifique par des hommes compétents. Je déclare donc qu'il est indispensable de créer un bureau de statistique au ministère de la guerre.

Les comptes rendus du recrutement n'en renferment pas moins, tels qu'ils sont aujourd'hui, des données numériques d'une exactitude incontestable, et des relevés dont les résultats sont généralement exacts, lorsque les calculs qu'ils nécessitent ne dépassent pas le degré de complication de la règle de trois. De ce nombre sont les chiffres qui expriment la proportion des individus déclarés bons pour le service militaire.

Tous les individus qui ont la taille règlementaire, et qui sont exempts d'infirmités, sont déclarés bons pour le service ; on y joint, il est vrai, en vertu de l'article 16 de la loi de 1832, ceux qui ne répondent pas ou ne font pas répondre à l'appel de leurs numéros ; mais ces absents, *déclarés bons*, le sont presque toujours, puisqu'ils s'empresseraient de se présenter s'ils avaient un motif d'exemption physique à faire valoir. L'erreur qui peut résulter de l'absence d'un très-petit nombre d'infirmes est donc insignifiante, et la comparaison du nombre des exemptés pour cause physique avec celui des individus dont le numéro est appelé, donne une mesure assez exacte de *l'aptitude militaire*.

Les documents publiés ne remontent qu'à la classe de 1831. En voici le résumé sous forme de tableau.

N° 8.

Nombre de jeunes gens aptes au service militaire sur 100 individus examinés (aptitude militaire).

Classes.		Classes.	
1831	63,00	1848	63,47
1832	64,63	1849	63,61
1833	63,31	1850	64,31
1834	63,45	1851	64,90
1835	63,49	1852	65,06
1836	61,73	1853	69,62
1837	61,55	1854	69,18
1838	62,73	1855	68,71
1839	60,86	1856	65,03
1840	61,58	1857	65,76
1841	61,47	1858	69,95
1842	60,31	1859	67,20
1843	60,25	1860	67,55
1844	61,74	1861	66,64
1845	61,90	1862	66,52
1846	61,35	1863	66,29
1847	65,32	1864	67,06

Ainsi, depuis 1836, le chiffre de l'aptitude militaire s'est accru de plus de 5 pour 100, et d'une manière presque continue, malgré quelques oscillations qui s'expliqueront naturellement tout à l'heure. J'ajoute que les années 1831 à 1835 ont donné en réalité bien moins de jeunes gens bons pour le service qu'on ne pourrait le croire d'après le tableau qui précède : si l'on tient compte des nombreux *congés de renvoi* qu'on était obligé de délivrer à cette époque, au moment où les jeunes soldats arrivaient sous les drapeaux, on trouve que pendant ces six années, l'aptitude militaire non-seulement n'était pas plus grande qu'en 1836, mais encore qu'elle descendait même au-dessous de 60 pour 100. Quoi qu'il en soit, il n'est pas douteux que l'aptitude militaire s'est progressivement élevée de 60 et 61 pour 100 à 67 pour 100, et qu'elle est encore en voie d'accroissement. Pour donner une idée de l'importance du résultat obtenu, il suffira de faire un calcul bien simple. La classe de 1864 comprenait, sans les trois départements nouveaux, 314 863 jeunes gens ; l'aptitude militaire, reconnue égale à 67,06 dans la partie de la classe qui a été examinée, était certainement la même dans le reste de la classe ; d'où il résulte que le pays aurait pu cette année-là lever 211 147 jeunes soldats. Si l'on fait le même calcul de proportion sur la même classe, en prenant le chiffre d'aptitude militaire constaté en 1843 (60,25), on trouve que le nombre des hommes bons pour le service n'est plus que de 189 704. La différence entre ces deux nombres est de 21 443. Cela veut dire que, grâce à l'amélioration de l'aptitude militaire, la classe de 1864 aurait pu fournir 21 443 hommes valides de plus que n'en aurait fourni vingt ans auparavant une classe de même force.

C'est une amélioration considérable et tout à fait rassurante pour l'avenir. Mais, pour le moment présent, vous vous demandez peut-être, avec quelque inquiétude, si l'aptitude militaire de notre population ne serait pas, malgré les progrès qu'elle vient de faire, inférieure à celle qui a été constatée dans les autres pays. Cette recherche intéressante a été faite par un savant éminent dont la vie, usée par d'immenses et utiles travaux, vient de s'éteindre il y a quelques jours. M. Boudin (1) communiqua en 1863 à la Société d'anthropologie un mémoire plein de faits instructifs, où sont étudiées avec soin plusieurs des questions qui nous occupent, et d'où j'extrais les chiffres suivants :

N° 9.

Aptitude militaire dans les autres pays (Boudin).

	Sur 1000 examinés.
Belgique	63,0
États sardes (avant 1859)	59,8
Danemark	52,2
Autriche (avant 1859)	49,7
Prusse	28,3
Saxe	25,9

(1) Boudin, *De l'accroissement de la taille et des conditions d'aptitude militaire en France*, dans *Mémoires de la Société d'anthropologie de Paris*, t. II, p. 221 ; voyez surtout p. 258.

La taille règlementaire, il est vrai, est un peu moins élevée en France que dans la plupart des autres pays (et nous ne devons pas nous en plaindre). Cela atténue un peu la signification des chiffres qui précèdent, mais les différences signalées sont beaucoup trop grandes pour pouvoir être attribuées à cette cause, et il est parfaitement certain que la France et la Belgique, sœurs de race et de langue, sont les deux pays qui fournissent le plus grand nombre d'hommes valides.

Dans les conditions où se trouve aujourd'hui l'Europe, ce fait a un grand intérêt d'actualité. Il nous permet de dire qu'il n'y a pas péril en la demeure. Mais ce n'est pas seulement au point de vue du recrutement de l'armée que l'étude de l'aptitude militaire est importante. L'homme qui est bon pour le service est bon aussi pour les travaux de la paix, que j'estime au-dessus de ceux de la guerre. La mesure de l'aptitude militaire donne donc une idée de la validité de la population, c'est-à-dire de sa force productive; mais elle n'en donne qu'une idée incomplète, parce que les hommes petits et exempts d'infirmités, quoique exclus du contingent par la toise règlementaire, sont parfaitement aptes aux travaux de l'industrie et de l'agriculture. Il est donc nécessaire d'établir une distinction entre les exemptions prononcées pour infirmités, et celles qui sont motivées seulement par le défaut de taille.

Mais je dois rappeler d'abord que la loi de 1832 accorde aux familles des individus exemptés pour infirmités des avantages spéciaux, qu'elle refuse aux familles des individus exemptés pour défaut de taille. L'infirme est considéré comme restant à la charge de sa famille, comme ne pouvant jamais en devenir le soutien ; il n'absorbe donc pas les exemptions légales attribuées aux familles privées de leur chef, ou qui ont déjà un ou plusieurs enfants sous les drapeaux. Celui qui est exempté pour défaut de taille, au contraire, ne procure aux siens aucun des bénéfices de la loi. De là est venue cette règle, suivie constamment par les conseils de révision (à l'exception de l'année 1848), que tout individu qui peut être exempté à la fois pour défaut de taille et pour infirmités, doit

être porté exclusivement sur la liste des exemptions pour infirmités. Nous sommes donc autorisés à considérer comme
parfaitement valides, comme bons pour le travail, tous les
hommes dont l'exemption est prononcée pour défaut de taille.
La classe de 1847, appelée en 1848, fait seule exception à la
règle. La révolution de février ayant quelque peu désorga-
nisé le service, le gouvernement provisoire dut y pourvoir en
confiant les opérations du recrutement à des *Conseils spéciaux*
composés d'hommes peu familiarisés avec les applications de
la loi, et assistés de médecins civils. Il en résulta, d'une part,
que dans toute la France on se montra beaucoup moins difficile sur le choix des hommes, et que l'aptitude militaire
parut s'accroître de 4 pour 100 (voy. le tableau nº 8);
d'une autre part, que les individus au-dessous de la taille règlementaire furent tous, *infirmes ou non*, exemptés pour
défaut de taille. Ces explications permettent de comprendre
pourquoi la classe de 1847 paraît rompre la série croissante
du tableau qui précède et les séries décroissantes du tableau
qui suit :

N° 10.

Nombre d'exemptions pour infirmités et défaut de taille sur 10 000 examinés (1), d'après les Comptes rendus du recrutement.

Classes.	Pour défaut de taille.	Pour infirmités.	Classes.	Pour défaut de taille.	Pour infirmités.
1831........	928	2771	1848........	706	2947
1832......	899	2640	1849......	666	2911
1833........	874	2794	1850.......	623	2946
1834........	842	2813	1851......	596	2914
1835......	831	2820	1852........	618	2876
1836......	828	2999	1853......	560	2478
1837........	791	3055	1854........	687	2478
1838......	758	2969	1855........	688	2441
1839......	717	3196	1856......	630	2867
1840.......	784	3058	1857........	638	2786
1841......	726	3126	1858.......	617	2388
1842......	729	3229	1859.......	580	2692
1843......	706	3269	1860......	594	2648
1844......	686	3146	1861......	571	2756
1845.......	678	3134	1862......	560	2788
1846......	603	3220	1863........	557	2814
1847........	858	2610	1864........	533 (2)	2762

Je parlerai d'abord de la seconde série du tableau, relative au nombre des infirmes. L'appréciation de l'infirmité est de beaucoup la plus difficile des opérations des conseils de révision. Tandis que la détermination de la taille est soustraite à toutes les influences, celle des infirmités, au contraire, varie souvent au gré des circonstances. Il ne s'agit pas seulement en effet de constater l'existence d'une lésion ou d'une maladie, mais de dire si cette affection sera permanente, et si elle existe à un degré suffisant pour constituer un cas d'exemption. Cette appréciation dépend d'abord de l'habileté des médecins, de leur expérience, de leur force en diagnostic.

(1) On appelle examinés une foule d'individus qui ne le sont pas. Le nombre des examinés de chaque canton, c'est le chiffre du dernier numéro partant.

(2) Et non pas 589, comme il est dit par erreur dans le compte rendu (il y a 10 609 exemptions sur 198 916 examinés).

Or, s'il est une chose incontestable, c'est que l'instruction des médecins militaires a fait depuis trente ans des progrès considérables. Tous aujourd'hui, par exemple, connaissent l'auscultation et savent diagnostiquer le premier degré de la phthisie, ce que la plupart d'entre eux n'auraient pas pu faire autrefois. Sous ce rapport, par conséquent, on aurait pu s'attendre à voir le nombre des exemptions pour maladies ou infirmités s'accroître notablement pendant la période que nous étudions. C'est le contraire qui a eu lieu, et nous pouvons en conclure hardiment que l'amélioration a été plus grande en réalité que ne paraissent l'indiquer les chiffres du tableau.

S'il fallait en donner une preuve plus directe, je pourrais citer les chiffres relatifs aux congés de renvoi ou aux congés de réforme n° 2. Les maladies dont le début n'est pas reconnu au moment de l'examen n'en continuent pas moins leur marche, et ne tardent pas à devenir évidentes. Aussi est-on obligé de réformer soit au moment du départ, soit au moment de l'arrivée au corps, un certain nombre de jeunes soldats. Ces réformes étaient désignées autrefois sous le nom de congés de renvoi. De 1831 à 1835, le nombre des congés de renvoi fut en moyenne de plus de 3000 par an. C'était une perte notable pour l'armée, et surtout pour le budget de la guerre, puisque les dépenses du voyage et de l'équipement étaient faites en pure perte. Aussi les ministres adressaient-ils chaque année circulaire sur circulaire aux conseils de révision pour leur recommander une plus grande sévérité. A partir de 1836, le nombre des congés de renvoi commença à décroître. Mais nous ne pouvons suivre cette décroissance jusqu'à nos jours parce que, depuis 1844, on a confondu chaque année, sous la désignation commune de congés de réforme n° 2, les anciens congés de renvoi et les réformes accordées, pour maladies ou infirmités, aux soldats des six classes précédentes. Par conséquent, en comparant les anciens congés de renvoi avec les congés actuels de réforme n° 2, nous ne devons pas oublier que ceux-ci comprennent un nombre très-considérable (près de moitié) de cas de réforme qui ne figuraient pas dans les premiers. Eh bien, malgré cette circonstance très-aggravante, le nombre des congés de réforme n° 2 accordés annuellement n'a été en moyenne, de 1862 à 1864, que de 1693 pour des contingents de 100 000 hommes, tandis que de 1831 à 1835, les congés de renvoi, pour des contingents de 80 000 hommes, dépassaient en moyenne le chiffre de 3000.

Nous pouvons donc tenir comme bien inférieurs à la réalité les chiffres qui expriment sur notre tableau n° 10 la proportion des infirmités pour les cinq premières années de la liste. — Et la même remarque est applicable en sens inverse aux cinq premières années du tableau n° 8. En réalité, c'est seulement à partir de 1836 que les chiffres deviennent quelque peu comparables aux chiffres actuels. Nous voyons même que de 1836 à 1846 la marche des exemptions pour infirmités, c'est-à-dire la sévérité des conseils de révision, a continué à progresser. Mais depuis lors, quoique les conseils soient devenus, sauf les exemptions que j'indiquerai, de plus en plus sévères, — la liste des congés de réforme en fait foi, — le nombre des exemptions pour infirmité est descendu de 3269 en 1843, à 2762 en 1864. Ce sont par conséquent environ 500 hommes de plus sur 10 000 qui sont reconnus valides aujourd'hui. C'est un progrès des plus remarquables et qui est bien fait pour nous réjouir.

Comment se fait-il donc qu'un fonctionnaire supérieur du ministère de la guerre ait pu, il y a peu de temps, attrister notre honorable collègue, M. Jules Guérin, en lui disant que la proportion des exemptions pour infirmités s'était notablement accrue depuis quelques années? M. Jules Guérin ne nous a pas cité les chiffres, mais il aurait pu nous dire qu'effectivement le nombre des infirmes, ou plutôt, ce qui est bien différent, le nombre des exemptés pour infirmités, a été beaucoup plus faible en 1853, 1854 et 1855 qu'il ne l'est aujourd'hui. Au lieu de 2762 cas sur 10 000, il n'y en avait alors que 2441 et 2473. Mais ici doivent intervenir des considérations d'un autre ordre. Les classes de 1853, 1854 et 1855 furent appelées à fournir d'énormes contingents de 140 000 hommes, et ne nous étonnons pas que les conseils de révision aient été obligés, pour faire face à cette exigence, de se montrer moins difficiles que d'habitude. Bien des fois même, ils épuisèrent la liste cantonale sans pouvoir compléter la liste du contingent exigible, et il en résulta un *déficit* de 2000 à 2400 hommes. Pareille chose eut lieu en 1859, lorsque la classe de 1858 dut fournir encore un contingent de 140 000 hommes. Cette année-là, les exemptions pour infirmités descendirent à 2388 pour 10 000; mais le chiffre du *déficit* s'éleva à 3102. Ces années exceptionnelles ne peuvent en aucune façon être comparées aux années ordinaires; et, loin que la validité de nos hommes ait diminué depuis 1853, je suis au contraire en mesure de prouver, par l'étude des *déficits*, que la population supporte aussi bien maintenant les contingents de 100 000 hommes qu'elle supportait autrefois les contingents de 80 000, et même de 60 000 hommes.

Le *déficit*, messieurs, est un des faits les plus graves du recrutement. Il y a des cantons qui sont à peu près toujours en déficit. Cela veut dire que chaque année on leur enlève, sans aucune exception, tous leurs hommes valides. Ailleurs, le tirage au sort ouvre des chances favorables; on s'approche de l'urne avec l'espoir d'amener un bon numéro. Mais dans les malheureux cantons dont je parle, tous les numéros ont la même valeur, et le tirage au sort est illusoire. Voilà pourquoi beaucoup de bons esprits demandent, au nom de la justice, au nom de l'égalité, que la répartition des contingents soit faite, non plus d'après le nombre des jeunes gens inscrits sur les listes, mais d'après le degré d'aptitude militaire constaté par les recrutements des dix années précédentes. Espérons que cette idée prévaudra dans l'esprit des législateurs qui préparent une nouvelle loi, et que nous verrons disparaître du vocabulaire du recrutement ce mot de *déficit*, plus terrible encore en matière de population qu'en matière de finances.

Quoi qu'il en soit, l'étude des déficits antérieurs est fort instructive. De 1816 à 1823, lorsque les appels n'étaient que de 40 000 hommes, les déficits étaient rares et variaient annuellement de 9 à 45. De 1824 à 1830, les appels furent portés à 60 000 hommes, et l'on vit alors des déficits de 215 en 1824, de 282 en 1826, de 379 en 1828. Mais la population, ébranlée par les guerres du premier empire, se relevait rapidement; et après 1830, quoique les contingents eussent été fixés à 80 000 hommes, on vit le déficit descendre de 265 en 1833 à 192 en 1838, à 139 en 1842, à 111 en 1846, enfin à 58, à 31, une fois même à 11 dans les années suivantes. Le dernier appel de 80 000 hommes, fait en 1852, ne donna que 30 hommes de déficit. Depuis lors, les contingents de 100 000 hommes ont donné des déficits de 171 en 1860, de 132 en 1862, et enfin de 81 en 1864. Vous voyez que le déficit est moindre aujourd'hui avec des appels de 100 000 hommes qu'il ne l'était il y a trente ans avec des appels de 80 000, et il y a quarante ans avec des appels de 60 000 hommes seulement. Mais les énormes déficits, déjà cités, des années où le contingent a été porté à 140 000 hommes, prouvent que notre population supporte très-difficilement des levées de plus de 100 000 hommes.

Mais revenons à la question des infirmités. Je vous ai montré que les « chiffres lamentables » annoncés par la presse sont au contraire fort satisfaisants, puisque le nombre d'individus exempts d'infirmités sur 10 000 s'est accru d'environ 500 depuis une vingtaine d'années. Il ne suffit pas toutefois que les hommes soient bien portants et bien constitués; il faut encore, pour la beauté de la race et surtout pour sa force, qu'ils ne soient pas trop petits. Certes, on se tromperait beaucoup si l'on appréciait la vigueur d'une race ou d'un homme d'après l'élément de la taille. Il n'en est pas moins vrai que, toutes choses égales d'ailleurs, une taille trop peu élevée est désavantageuse. Voyons donc maintenant ce que devient la taille de l'homme en France.

La première série du tableau n° 10 donne, d'après les comptes rendus du recrutement, la proportion annuelle des exemptions pour défaut de taille, depuis 1831 jusqu'à 1864. En laissant de côté la classe de 1847, recrutée en 1848 par des commissions inexpérimentées, qui ont commis une grave erreur dans la répartition des cas d'exemption, nous voyons que le nombre des hommes au-dessous de 1^m,56 a diminué depuis 1831 d'une

manière rapide et à peu près continue, malgré quelques
oscillations d'ailleurs rares et peu considérables. Il n'y avait
donc aucune crainte à concevoir de ce côté, lorsque la publica-
tion récente du compte rendu de 1865, pour la classe de 1864,
est venue susciter quelques inquiétudes. On y lit en effet qu'en
1864, le nombre des exemptions pour défaut de taille s'est
élevé à 589 sur 10 000, tandis qu'il n'était que de 577 en 1863.
Il y aurait donc un recul qui nous reporterait même en arrière
de 1859. Mais je suis heureux de vous faire constater que ce
chiffre de 589 est le résultat d'un accident de calcul. En réalité,
le chiffre de 1864 ne s'élève qu'à 533, et c'est de beaucoup la
proportion la plus faible qui se soit rencontrée jusqu'ici. De
pareils accidents seraient impossibles s'il y avait au ministère de la guerre un bureau de statistique. Somme toute,
de 1831 à 1864, la proportion des tailles trop petites a baissé
de 928 à 533, ce qui constitue une diminution de 43 pour 100.

Mais on peut objecter, contre les chiffres proportionnels
des comptes rendus, qu'ils reposent sur une base peu rigoureuse. En effet, dans le calcul du nombre relatif des exemptions, on prend pour numérateur le nombre des indivi.'us
exemptés pour défaut de taille, et pour dénominateur le
nombre total des individus dits examinés. Or, parmi les examinés figurent les individus exemptés pour infirmités, et
beaucoup de ces derniers sont au-dessous de la taille règlementaire. Si l'on songe même que parmi les infirmes figurent
les bossus, les rachitiques, les idiots, les crétins, etc., dont
la taille est en général très-petite, il deviendra évident que la
catégorie des infirmes doit renfermer une proportion considérable et exceptionnelle d'individus de très-petite taille. Les
termes de comparaison des comptes rendus du recrutement sont
donc défectueux. A vrai dire, les infirmes, dont la taille reste
toujours indéterminée, doivent être mis hors de cause. Les
deux termes de comparaison que les plus simples notions de
l'arithmétique doivent nous faire choisir sont, d'une part, le
nombre total des individus grands ou petits qui ont été mesurés, et d'une autre part le nombre de ceux qui, parmi eux,
n'ont pas atteint le niveau de la toise. Par exemple, si l'on

mesure 100 000 hommes, et que sur ce nombre 12 000 soient trouvés trop petits, les 88 000 autres ayant la taille exigée, on dira que la proportion des exemptions pour défaut de taille est de 12 000 sur 100 000, ou de 1200 sur 10 000, et non de 12 000 sur 88 000, ce qui donnerait une proportion de 1363 sur 10 000. C'est sur cette base bien simple que j'ai fait reposer des recherches plus précises que les précédentes, pour déterminer le chiffre relatif des exemptions pour défaut de taille. Elles sont consignées dans la première colonne du tableau n° 11, et si elles ne remontent qu'à 1835, c'est parce que les comptes rendus antérieurs à cette année n'ont pas publié tous les détails dont j'avais besoin.

Mais les chiffres de cette colonne sont sensiblement trop forts, parce qu'un très-grand nombre d'individus, compris dans le contingent ne sont pourtant pas mesurés. Il y a, dans la décomposition des contingents, une forte colonne où sont portés les individus de *taille inconnue.* Or, presque tous ceux-là ont certainement la taille règlementaire. Les uns sont déjà sous les drapeaux où ils ont devancé l'appel. Les autres bénéficient des dispenses accordées aux élèves des séminaires ou aux instituteurs, en échange d'un engagement qu'ils ne peuvent rompre sans être immédiatement réintégrés dans l'armée; ils auraient donc tout intérêt à faire valoir des motifs d'exemption, de sorte que ceux qui ne se présentent pas aux conseils de révision sont presque invariablement bons pour le service. Reste enfin la catégorie des individus déclarés bons comme absents. Il y en a environ 2000 chaque année. Ce sont d'abord les insoumis, qui ne s'exposeraient pas aux rigueurs de la loi s'ils étaient trop petits pour le service; puis ceux qui, sans vouloir se soustraire au service, pour lequel ils sont bons, jugent inutile, par légèreté ou par ignorance, de se faire examiner; et enfin ceux qui, étant nés en France, et étant par conséquent inscrits sur les listes, sont actuellement en résidence à l'étranger. C'est seulement parmi ces derniers qu'il peut y avoir quelques individus de taille insuffisante, mais il n'y en a que bien peu, et somme toute, on ne commet qu'une erreur minime en considérant tous les individus non mesurés et compris dans le contingent comme ayant la taille règlementaire.

J'ai donc, d'après cette donnée, fait une seconde série de calculs qui sont consignés dans la dernière colonne du tableau n° 11.

N° 11.

Nombre d'exemptions pour défaut de taille.

Sur 10000 individus mesurés par les conseils de révision.	Années.	Sur 10000 individus mesurés réellement ou considérés comme ayant la taille (1).
1651	1835	1537
1679	1836	1567
1616	1837	1504
1531	1838	1423
1513	1839	1392
1604	1840	1478
1506	1841	1375
1566	1842	1432
1488	1843	1368
1400	1844	1286
1420	1845	1276
1364	1846	1229
1665	1847	1469
1446	1848	1285
1359	1849	1226
1246	1850	1136
1194	1851	1081
1216	1852	1101
1225	1853	1098
1607	1854	1428
1373	1855	1183
1319	1856	1179
1331	1857	1185
1202	1858	1075
1224	1859	1087
1224	1860	1084
1172	1861	1049
1246	1862	1026
1137	1863	1026
1068	1864	959

Ces chiffres sont trop forts, parce que les individus de taille inconnue, dont le nombre varie de 7000 à 16 000, ont presque tous la taille.

Ces chiffres sont un peu trop faibles, parce que quelques-uns des individus de taille inconnue peuvent être au-dessous de la taille réglementaire. Cette catégorie est d'ailleurs très-minime ; elle ne comprend que les individus résidant hors de France. En effet, tous les conscrits résidant en France et pouvant bénéficier de l'exemption pour défaut de taille se présentent sans exception et sont mesurés.

(1) Les individus de taille inconnue, déclarés bons, sont censés avoir la taille, et font dès lors partie du contingent.

Les résultats exprimés sur ce tableau ne sont pas beaucoup plus saisissants que ceux du tableau n° 10, extrait des comptes rendus du recrutement. Mais ils sont plus rigoureux, par conséquent plus démonstratifs. Ils ne remontent malheureusement qu'à l'année 1835, époque où la taille était déjà sensiblement améliorée. L'écart qui existe entre les termes extrêmes des séries est donc moindre que sur le tableau n° 10. Mais si, sur ce dernier tableau, on néglige les années antérieures à 1835, on trouve que la diminution n'a été que de 831 à 533, c'est-à-dire de 36 pour 100, tandis que la seconde colonne du dernier tableau donne une diminution de 1537 à 959, c'est-à-dire de 38 pour 100. Si l'on considère maintenant que les chiffres des comptes rendus présentent, de 1831 à 1864, une réduction de 43 pour 100, on est autorisé à penser que les calculs du dernier tableau, appliqués à la même période, auraient montré une réduction de plus de 45 pour 100. Vous voyez, d'après cela, messieurs, combien les journaux politiques ont été induits en erreur lorsqu'ils se sont demandé « si nous avions en perspective une race lilliputienne ». Ce qui est certain, au contraire, c'est que les hommes lilliputiens deviennent de plus en plus rares parmi nous.

Ce fait, je dois le dire, est admis, sans la moindre contestation, par tous les auteurs qui ont fait des études sur la taille. Mais ces mêmes auteurs, prenant au pied de la lettre les résultats publiés dans les comptes rendus du recrutement, admettent que les hautes tailles baissent en France en même temps que les petites tailles s'élèvent. Il est certain, en effet, que, d'après les chiffres des comptes rendus, la taille moyenne des contingents aurait diminué de plusieurs millimètres. On ajoute que la taille moyenne de l'effectif a également diminué, que les hommes très-grands deviennent plus rares, et que, par suite, le recrutement des armes de choix devient de plus en plus difficile. Ces assertions ont été acceptées par M. Legoyt. M. Bertillon, de son côté, annonce, dans un article récent, que les tailles extrêmes tendent à disparaître, que la population tend à s'uniformiser, à converger vers un type moyen, et il dit avec raison qu'il n'y a point lieu de s'en inquiéter. Je pense, comme lui, que ce résultat, quand même il serait réel, ne serait nullement inquiétant. Les hommes très-grands font un bel effet sous l'uniforme, mais ils ne sont pas plus solides, ils sont, au contraire, moins solides en général, et souvent même moins forts que les hommes de taille moyenne ; et ni la population ni l'armée ne seraient affaiblies, quand même les carabiniers seraient moins nombreux qu'autrefois.

Mais cette considération ne doit pas nous empêcher d'étudier le fait en lui-même, de chercher s'il est probable, s'il est possible, et enfin s'il est démontré.

Vous reconnaîtrez, je l'espère, avec moi, que la chose est fort peu vraisemblable. Si les hommes petits ont grandi, c'est parce que les conditions de procréation, d'éducation et de nutrition se sont améliorées, et il serait assez étrange que ces mêmes conditions eussent nui au développement des grandes tailles. Je sais bien que la croissance exagérée est quelquefois pathologique, et dès lors je ne nie pas que l'amélioration de l'état sanitaire puisse diminuer quelque peu le nombre des géants ; mais quelques cas tout à fait exceptionnels ne peuvent exercer une influence appréciable sur la taille moyenne d'un contingent de 100 000 hommes. Le fait qu'on nous signale doit donc nous paraître peu vraisemblable, et c'est cette invraisemblance même qui m'a donné la curiosité de chercher si les chiffres annoncés étaient exacts.

D'un autre côté, pourtant, il faut tenir compte d'un élément que la plupart des statisticiens ont négligé jusqu'ici, et que je crois avoir fait intervenir le premier dans les études sur la taille. Cet élément, c'est la constitution ethnologique de notre population. On parle souvent de la *race française*, et peut-être moi-même ai-je quelquefois employé cette expression défectueuse. Le fait est que notre nation n'appartient pas à une seule et même race, mais à deux races essentiellement distinctes, dont les caractères ont survécu à d'innombrables mélanges. Je ne parle pas des intrus qui, depuis les Romains jusqu'aux Normands, ont conquis, colonisé ou occupé tout ou partie de notre sol ; et encore moins des étrangers pacifiques que nous

entraînons dans notre sphère d'attraction et que la France
adopte comme ses enfants. Ces invasions armées, ces immi-
grations paisibles, ont introduit sans doute dans les caractères
physiques de la population des changements plus ou moins
appréciables; je me suis efforcé, dans mes *Recherches sur
l'ethnologie de la France,* d'en retrouver les traces, et la Société d'anthropologie a publié en outre un savant travail de
M. Gustave Lagneau, où la question est traitée avec plus de détails et plus de précision (1). Mais ce ne sont là que des modifications toutes locales, que des empreintes superficielles, au-
dessous desquelles on retrouve les caractères prédominants
des deux races qui, avant l'époque romaine, et depuis l'ori-
gine des temps historiques, se partageaient le sol de la Gaule.
L'une, adossée à la Germanie, occupait la région du nord-
est, et formait, au temps de César, la confédération des
Belges; l'autre, formant la confédération des Celtes, s'éten-
dait dans le reste de la Gaule, à l'exception de la *Province*
déjà romanisée, et de l'Aquitaine, où cette même race était,
depuis longtemps sans doute, fusionnée avec la race ibérique.
César nous apprend que les Belges et les Celtes n'étaient
pas distincts seulement par leurs noms et leurs circon-
scriptions politiques, mais qu'ils différaient surtout par le lan-
gage, les coutumes et les lois. C'était tout ce qu'il pouvait
dire à une époque où la notion de la race était encore inconnue. Mais dans notre siècle William Edwards, mettant pour
la première fois en contact les faits historiques et les faits
anthropologiques, a démontré que les Belges et les Celtes de
César, encore distincts aujourd'hui comme au temps de la con-
quête, constituaient deux races parfaitement caractérisées. Les
descendants des anciens Belges sont en général blonds, avec
les yeux clairs, et la tête longue ou dolichocéphale; tandis
que les descendants des Celtes, comme ceux des Aquitains, ont
en général les cheveux bruns ou noirs, les iris plus foncés,

(1) Gustave Lagneau, *Notice-questionnaire sur l'anthropologie de la
France,* dans *Bulletins de la Société d'anthropologie,* 1861, t. II, p. 327-
417; voyez aussi mes *Recherches sur l'ethnologie de la France,* dans les
Mémoires de la même Société, 1859, t. I, p. 1-56.

et la tête ronde, ou brachycéphale. William Edwards a donné à la race blonde le nom de race kymrique, à l'autre celui de race gallique ; l'exactitude de ces noms a été contestée : ce n'est pas ici le lieu de la discuter, ni de dire pourquoi, tout en acceptant, faute de mieux, la dénomination de race kymrique, j'ai cru devoir préférer pour l'autre race le nom de race celtique. Et peu importe d'ailleurs le choix des étiquettes ; le grand fait découvert par W. Edwards domine toutes les discussions de mots ; et ce fait, c'est que la race du nord-est de la France, la race kymrique, diffère notablement de la race celtique, qui occupe, sauf quelques exceptions locales et restreintes, le reste de notre sol.

Or, l'étude des exemptions pour défaut de taille dans les 86 départements anciens m'a permis de compléter le parallèle établi par W. Edwards entre les deux grandes races gauloises, et de démontrer que les descendants des Belges ou Kymris sont grands, tandis que ceux des Celtes et des Aquitains sont notablement plus petits. Sur les cartes pittoresques que j'ai dressées, et où des teintes de plus en plus foncées assombrissent chaque département en proportion de la petitesse de la taille, j'ai vu renaître sous mes yeux la répartition géographique des deux grandes confédérations gauloises que subjuguèrent les armes de César. J'ai vu se dessiner la zone kymrique du nord-est, où la taille est très-élevée ; puis une seconde zone, étendue de la Normandie à la Bourgogne, zone intermédiaire où les deux races se sont mélangées et où la taille est déjà moindre que dans la zone kymrique ; et enfin une troisième zone, la zone celtique, constituée par les départements du sud, du centre, de l'ouest et du nord-ouest, et dont la population est en général beaucoup moins favorisée sous le rapport de la taille. Je ne dois pas entrer ici dans plus de détails. Je me bornerai à dire que si, du département de l'Ain, on tire une ligne oblique remontant vers le nord-ouest jusqu'à la limite qui sépare le département de la Manche de celui d'Ille-et-Vilaine, cette ligne établit une démarcation assez exacte entre la population de taille élevée et la population de petite taille.

L'étude de la répartition des hautes tailles en France, faite par M. Boudin d'après les comptes rendus du recrutement, a donné des résultats tout à fait semblables.

Maintenant, messieurs, vous comprendrez comment il serait possible que, la taille s'améliorant partout, il se produisît cependant une certaine diminution dans la taille moyenne des Français. Il est clair, en effet, que si la population de la zone celtique s'accroissait plus rapidement que celle du reste de la France, le niveau moyen de la taille tendrait à diminuer; et que cette tendance à la diminution, si elle était poussée assez loin, pourrait neutraliser et au delà la tendance inverse résultant de l'amélioration générale de la taille. Mais cela ne pourrait se présenter que si les progrès numériques de la petite race étaient très-supérieurs à ceux de la grande race, et comme il n'en est pas ainsi, j'ai été conduit à élever des doutes sur l'exactitude des calculs auxquels on se fie pour dire que la taille moyenne de l'armée a diminué.

Voyons d'abord s'il est bien vrai que le recrutement des armes de choix soit devenu plus difficile. Les comptes rendus du ministère de la guerre publient, chaque année, la décomposition du contingent sous le rapport des tailles. Les jeunes soldats y sont répartis, d'après les tailles, en quinze catégories; mais j'ai ramené ces catégories à six et même à cinq, qui correspondent aux tailles exigées pour les diverses armes. Les calculs que j'ai faits pour trois périodes quinquennales m'ont donné les résultats suivants :

N° 12.

Nombre de jeunes soldats ayant les tailles suivantes (sur 100,000).

		1836-1840	1851-1855	1861-1864
Infanterie..... {	$1^m,560 - 1^m,569$	3,166	3,389	3,060
	$1^m,570 - 1^m,678$	64,438	64,680	64,167
Chasseurs......	$1^m,679 - 1^m,705$	14,838	15,415	15,795
Dragons......	$1^m,706 - 1^m,732$	9,764	9,044	9,290
Cuirassiers....	$1^m,733 - 1^m,760$	4,986	4,749	4,703
Carabiniers....	$1^m,761 -$ au delà	2,808	2,722	2,985
		100,000	99,999	100,000

Changements survenus de la première à la dernière période.

Infanterie...	(1^m,560—1^m,678)	— 377
Chasseurs...	(1^m,679—1^m,705)	+ 957
Dragons....	(1^m,706—1^m,732)	— 474
Cuirassiers..	(1^m,733—1^m,760)	— 283
Carabiniers..	(1^m,761—au delà)	+ 177

En comparant la période la plus récente avec la plus ancienne, on voit d'abord que le nombre relatif des soldats d'infanterie, qui sont les plus petits, a un peu diminué. Mais les hommes qui ont la taille des chasseurs sont devenus plus nombreux. Or le chasseur, j'ose le dire, c'est le type idéal du soldat. Il réunit tous les avantages. Il joint la force à la solidité ; sa constitution est, en général, plus robuste que celle des hommes de plus haute taille. La catégorie des chasseurs s'est accrue de 957 sur 100 000 hommes du contingent, et si l'on compare les nombres absolus, on trouve qu'il y a actuellement 15 795 chasseurs là où il n'y en avait, il y a trente ans, que 14 838. C'est un bénéfice de plus de 6 pour 100.

Les deux catégories suivantes, celles des dragons et des cuirassiers, ont diminué, il est vrai, mais la dernière, celle des carabiniers, a augmenté, et je ne suis pas plus fier de ce dernier résultat que je ne suis humilié de l'autre. Il y aura dans l'armée moins de cuirassiers et plus de carabiniers, jusqu'à ce qu'une nouvelle génération fournisse plus de cuirassiers et moins de carabiniers. Cela peut gêner ceux qui sont chargés de répartir les hommes dans les cadres, mais au point de vue de la population en général, les variations numériques de ces tailles exceptionnelles n'ont aucun caractère sérieux.

Quelle est en effet la cause de ces variations ? Elle est évidemment partielle et toute locale. C'est une chose bien connue que la plupart des hommes de très-haute taille proviennent d'un petit nombre de départements, et même, parmi ces départements, d'un certain nombre de cantons. Que la population de quelques-uns de ces cantons s'accroisse relativement avec plus de rapidité que celle de la France, et le nombre des carabiniers augmentera. Qu'elle diminue en même temps dans un autre groupe de départements ou de cantons où la taille est un peu moins élevée, et il y aura moins de cuirassiers. Ces oscillations pourraient nous surprendre, si nous ne savions pas qu'il y a en France deux races de taille différente, tantôt plus ou moins pures, tantôt plus ou moins mélangées ensemble, tantôt enfin croisées par places avec des éléments ethniques étrangers.

Passons donc à la question de la taille moyenne. On nous dit que la taille moyenne est en baisse, soit que l'on considère l'armée tout entière, ou seulement les contingents annuels. Ces deux côtés de la question, au premier abord, semblent se confondre ; ils sont pourtant essentiellement distincts. L'effectif se compose en effet de deux catégories d'hommes : ceux qui ont été fournis par les contingents, et ceux qui se sont engagés comme volontaires. Or, d'une part, la catégorie des engagés volontaires est essentiellement variable. Elle croît et décroît au gré de diverses circonstances économiques, politiques, ou militaires, et par exemple on sait qu'une foule de jeunes gens accourent sous les drapeaux au premier bruit de guerre. D'une autre part, il est certain que les goûts belliqueux se rencontrent surtout chez les individus grands et vigoureux, qui ont confiance dans leurs forces physiques. C'est pourquoi la taille des engagés volontaires est, en moyenne, sensiblement supérieure à celle des hommes des contingents. La taille de l'effectif n'est donc pas celle d'un groupe naturel ; elle ne peut rien nous apprendre sur l'état de la population. Qu'elle augmente ou qu'elle diminue, cela ne prouve absolument rien. Après ces remarques, il est inutile d'ajouter que la détermination de la taille de l'effectif n'est nullement rigoureuse. Elle est faite avec des documents d'origines diverses, et non à l'aide d'une mensuration spéciale. Nous pouvons donc laisser de côté cet élément, qui n'a pour nous aucune signification.

Il n'en est pas de même de la taille moyenne des contingents. On la calcule chaque année, pour chaque département, puis pour la France entière, suivant un procédé qui n'est

sans doute pas rigoureux, mais qui est néanmoins très-accep-
table. On part de cette supposition que, s'il y a par exemple
1000 hommes compris entre 1^m,560 et 1^m,570, ce qui constitue un écart de 1 centimètre, ils sont répartis également
de millimètre en millimètre, de sorte que chaque division
millimétrique doit comprendre la dixième partie de la série.
On détermine alors la somme de leurs tailles en multipliant
leur nombre par la demi-somme des tailles extrêmes de la
série, c'est-à-dire par 1^m,565. Le calcul fait pour chaque
série, on additionne tous les produits, et l'on divise la somme
totale par le nombre total des hommes mesurés. Tel est le
procédé officiel indiqué sur la marge des feuilles imprimées
adressées aux conseils de révision, et, je le répète, il est
suffisamment exact.

C'est en opérant ainsi qu'on publie chaque année la taille
moyenne des hommes fournis par chaque département, et
celle du contingent tout entier. D'après ces chiffres officiels,
la taille moyenne du contingent aurait présenté des variations
singulières et peu rassurantes. Elle aurait été de 1^m,670 en
1836, de 1^m,658 en 1864 et de 1^m,652 seulement en 1857 et
1858. Ce serait quelque chose sans doute d'avoir regagné
6 millimètres depuis huit ans, mais il serait triste de rester
encore à 12 millimètres au-dessous du chiffre de 1836. Toutefois, avant de m'en chagriner, je me suis demandé si la
chose était possible, s'il était possible de la concilier avec
les données fournies par l'étude des exemptions, et comme la
réponse était négative, j'ai éprouvé le besoin de vérifier
l'exactitude des calculs.

Ce travail étant très-considérable, je n'ai pu faire la véri-
fication pour toutes les années, mais je l'ai fait du moins
pour les quatre années qui, d'après les chiffres officiels, pa-
raissaient les plus importantes. Quel n'a pas été mon éton-
nement lorsque j'ai constaté que, parmi les résultats publiés
pour ces quatre années, il n'y en avait pas un seul qui fût
exact. J'ai fait alors le même calcul pour deux départements,
et après six vérifications successives, n'ayant pas trouvé un
seul chiffre officiel qui approchât de la vérité, je me suis cru

autorisé à déclarer que tout ce qu'il y a dans les comptes rendus du recrutement relativement à la taille moyenne doit être considéré comme nul et non avenu. Le premier soin du bureau de statistique, dont la création est si nécessaire, devra être de refaire entièrement, par années et par départements, les calculs des tailles moyennes. En attendant, voici, pour les années que j'ai calculées, les parallèles des chiffres officiels et des chiffres exacts :

Années.	Chiffres officiels. millim.	Chiffres exacts. millim.	Erreur. millim.
1836	1670,00	1654,89 +	15,11
1857	1652,46	1653,94 —	1,48
1858	1652,84	1653,66 —	0,82
1864	1658,05	1654,57 +	3,48

Vous jugerez peut-être, messieurs, qu'il valait la peine de vous signaler ces erreurs pour vous rassurer sur la taille moyenne du contingent. On nous parlait d'un abaissement considérable qui allait, pour 1857, jusqu'au delà de 17 millimètres, tandis qu'en réalité la différence entre cette année et 1836 n'a pas même été de 1 millimètre. Et quant à l'année 1864, la dernière des comptes rendus, elle n'est inférieure à la fameuse année 1836 que de deux dixièmes de millimètre! Sur cette planète qui tourne, rien ne peut prétendre à l'immobilité absolue, et il faut de toute nécessité que chaque année apporte quelque changement; mais quand les changements sont aussi minimes, ils n'ont aucune signification. J'ose donc dire que ces deux dixièmes de millimètre ne me désespèrent pas.

Mais je ne veux rien conclure d'une comparaison aussi restreinte. J'aurais voulu pouvoir vous présenter le tableau complet des tailles moyennes depuis trente ans. Mais je n'ai pas eu le temps de faire ces immenses calculs. J'étais curieux toutefois de pouvoir évaluer d'une autre manière les modifications qu'a pu subir la taille des contingents. Au lieu donc de calculer les tailles moyennes, ce qui eût été trop long, j'ai eu recours au calcul plus expéditif d'un autre élément, qui est à la taille moyenne ce que la vie probable est à la vie moyenne, et que je propose dès lors d'appeler la *taille probable*.

Supposons tous les hommes du contingent disposés en série ordinale, depuis le plus petit jusqu'au plus grand. Il y aura, dans cette série, un individu non pas moyen, mais médian, situé à égale distance des extrêmes, c'est-à-dire placé de telle sorte que ceux qui le précèdent et ceux qui le suivent seront en nombre égal. La taille de cet individu médian sera la taille probable de la série ; cela veut dire qu'un individu inconnu a autant de chances d'être au-dessus que d'être au-dessous de cette taille.

Le résultat de ce calcul, dont il serait trop long d'indiquer les détails, est consigné dans la première colonne du tableau suivant :

N° 13.

Tailles moyennes. — Taille probable ou taille de l'individu qui occupe le milieu de la série ordinale,

Années.	1° du contingent.	2° de la population masculine de 20-21 ans.
1836	1,649,90	1,642,47
1837	1,649,18	1,642,64
1838	1,650,43	1,644,61
1839	1,650,65	1,645,78
1840	1,649,90	1,644,26
1841	1,649,44	1,645,24
1842	1,650,06	1,645,34
1843	1,649,75	1,645,21
1844	1,649,81	1,646,14
1845	1,649,51	1,646,48
1846	1,649,77	1,647,81
1847	1,647,95	1,645,45
1848	1,648,32	1,646,92
1849	1,649,30	1,647,68
1850	1,649,06	1,647,04
1851	1,649,11	1,648,04
1852	1,648,80	1,647,60
1853	1,949,84	1,648,92
1854	1,650,53	1,647,70
1855	1,647,68	1,649,38

1856...............	1,648,08	1,647,11
1857.............	1,648,31	1,647,58
1858.............	1,647,88	1,647,67
1859.............	1,647,86	1,648,07
1860.............	1,647,88	1,648,35
1861.............	1,648,08	1,648,05
1862.............	1,648,44	1,647,10
1863.............	1,648,00	1,647,33
1864.............	1,648,64	1,649,13

En étudiant ce tableau, on trouve que la taille probable du contingent a fort peu varié de 1836 à 1854, abstraction faite de la classe de 1847, dont le recrutement, comme je l'ai déjà dit, a été défectueux. Mais une baisse sensible se manifeste dans la période suivante, de 1855 à 1864. En prenant la moyenne des tailles probables des dix-neuf premières années, je trouve 1649^{mm},54, tandis que la moyenne des dix dernières années n'est que de 1648,09. C'est une diminution d'environ un millimètre et demi. Si l'on songe que ce changement s'est produit brusquement à partir de la classe de 1855, on est autorisé à se demander s'il n'a pas été la conséquence de l'application de la loi du 26 avril 1855 sur la dotation de l'armée et sur l'exonération. Le système des exonérations a succédé alors au système du remplacement. Avant 1855, l'armée recevait, outre les substituants dont je n'ai pas à m'occuper, des remplaçants qui étaient présentés au conseil de révision par les familles ou par des compagnies avec lesquelles les familles avaient traité. Mais le remplacé demeurait responsable de son remplaçant; si le remplaçant désertait, par exemple, le remplacé devait fournir un autre homme ou se rendre à son corps. Il fallait d'ailleurs que le conseil de révision agréât le remplaçant, et il se montrait avec raison plus difficile dans ce choix qu'il ne l'était dans les cas ordinaires. Prenant homme pour homme, il veillait à ce que le second ne fût pas inférieur au premier, et, pour que la composition des corps de l'armée ne fût pas compromise, il exigeait que le remplaçant eût la taille minima de l'arme à laquelle le remplacé était destiné. Il fallait donc que celui-ci comparût et qu'il fût mesuré, puisqu'il ne pouvait, sans cela, faire agréer son remplaçant.

La loi de 1855 a réduit à des proportions minimes la catégorie des remplaçants, qui ne sont plus admis que dans des conditions déterminées de parenté. D'une manière générale, le remplacement a été supprimé et a fait place à l'exonération.

L'exonéré verse, sous le nom de prestation, une certaine somme dans la caisse de dotation de l'armée. Avec les fonds déposés dans cette caisse, l'État paye les primes de rengagement, de sorte qu'en réalité le rengagé prend la place de l'exonéré; mais ce n'est pas une substitution personnelle : ces deux hommes ne se connaissent pas. L'exonéré, après avoir payé sa prestation, ne doit plus rien à l'État. Il se présente souvent devant les conseils de révision, mais il n'y est pas obligé et, lorsqu'il fait défaut, il faut bien l'inscrire sur la liste des tailles inconnues. Aussi le nombre des individus de taille inconnue s'est-il notablement accru sous le régime de l'exonération. Il était en moyenne de 10,30 pour 100 des contingents de 1835 à 1854 ; il a été de 12,20 pour 100 de 1855 à 1864. Il y a donc maintenant deux individus de plus sur 100 qui manquent à l'appel. Ce sont des exonérés, qui auraient comparu et qui auraient été mesurés s'ils avaient fait partie des classes antérieures à 1855.

Maintenant, demandons-nous quelle influence ce changement doit exercer sur la taille de la partie mesurée du contingent. Demandons-nous, en d'autres termes, si la taille moyenne du groupe qui a été transporté de la catégorie des tailles connues dans celle des tailles inconnues est supérieure ou inférieure à celle du contingent en général. Il n'est pas douteux qu'elle doit être supérieure. Les exonérés, comme les remplacés auxquels ils ont succédé, appartiennent aux familles aisées; ils ont été élevés dans de bonnes conditions, ils ont toujours été bien nourris; ils n'ont pas été soumis avant la fin de leur croissance à des travaux pénibles. Beaucoup, sans doute, sont de petite taille, mais en moyenne ils sont plus grands que le soldat moyen.

Le système de l'exonération doit donc nécessairement faire subir une certaine diminution à la taille moyenne non pas du contingent tout entier, mais de la partie de ce contingent

qui passe sous la toise. Cette cause, il est vrai, ne peut pas
produire des changements bien notables, mais elle me paraît
suffisante pour expliquer la petite diminution de un millimètre et demi qui s'est produite dans la taille probable du
contingent depuis 1855.

La même cause a dû agir dans le même sens sur la taille
générale de l'armée. Les anciens remplaçants, obligés d'avoir
une taille à peu près égale à celle du remplacé, étaient par
cela même au-dessus de la taille moyenne ; tandis qu'aujourd'hui les exonérés sont remplacés par des rengagés, c'est-
à-dire par des soldats qui, à l'expiration de leur temps de
service, se trouvant bien sous les drapeaux, y restent pour
bénéficier de la prime, mais qui, d'ailleurs, pouvant être
grands ou petits, n'ont en moyenne que la taille commune.

Les calculs auxquels je me suis livré prouvent que je m'intéresse suffisamment à la splendeur de l'armée ; mais je ne
dissimule pas que je m'intéresse bien plus encore à celle de
la population masculine en général. Le contingent, l'effectif,
sont des groupes artificiels d'où sont exclus les hommes inférieurs à la taille règlementaire de $1^m,56$. La taille de ces
derniers reste malheureusement inconnue. Il serait bien
facile cependant de la noter et de la publier : cela n'exigerait
pas un surcroît de travail, puisque les hommes passent sous
la toise, et ce serait un moyen précieux, le seul moyen possible, de connaître la taille moyenne des Français. A défaut de
cette taille moyenne, j'ai voulu du moins chercher la taille
probable de la population masculine de vingt à vingt et un ans.
Dans cette nouvelle série de calculs, je suis parti d'une idée
que j'ai déjà développée, savoir : que tous les individus non
mesurés, à l'exception d'une minorité imperceptible et négli-
geable, ont la taille règlementaire ; j'ai cru dès lors pouvoir
leur assigner une taille probable, égale à celle du contingent
dont ils font partie. Ajoutant à ce nouveau groupe celui des
individus exemptés pour défaut de taille, j'ai pu consigner,
dans la dernière colonne du tableau n° 13, les chiffres expri-
mant la taille probable des jeunes gens exempts d'infirmités.
Cette taille s'est accrue progressivement de $1^m,642$ en 1836

à 1^m,649 en 1864. C'est une nouvelle preuve de l'amélioration continue de l'état physique de la population.

Et maintenant, messieurs, quelle est la signification des faits que je viens de vous soumettre, et que j'aurais aimé à vous présenter sous une forme plus concise, si je n'avais pas cru devoir placer toujours les preuves à côté de mes assertions ? L'augmentation de la taille mérite-t-elle toute l'importance que j'ai paru y attacher ? Et mesurerons-nous la valeur d'une race en cherchant de combien de millimètres la tête de l'homme s'élève au-dessus du sol ? Non, certes : l'histoire nous apprend que plus d'une fois des races de petite taille ont fait une belle figure dans le monde. Tels furent les Grecs et les Romains dont la race valait sans doute autant que celle des Patagons. Mais dans toute race, quelle qu'en soit la taille normale, de mauvaises conditions hygiéniques, sociales ou politiques, peuvent nuire au développement d'un certain nombre d'individus, et produire dans la taille moyenne un abaissement notable, auquel succédera un mouvement d'élévation, lorsque ces conditions seront améliorées. L'étude des variations de la taille moyenne d'un peuple donne donc une assez bonne mesure de sa prospérité générale, non-seulement sous le rapport physique, mais encore sous le rapport intellectuel et moral, car ces deux choses sont étroitement unies, ainsi que l'indiquait déjà l'antique adage : *mens sana in corpore sano.*

Gardons-nous bien d'en conclure qu'on puisse, en changeant les conditions de la vie, modifier les caractères d'une race. Je suis de ceux qui considèrent la distinction des races comme primordiale ; mais les monogénistes qui croient à la transformation des races, et les darwinistes qui croient à la transformation des espèces, s'accordent à reconnaître que ces transformations ne peuvent avoir lieu qu'avec une extrême lenteur, par la superposition d'un grand nombre de générations, et aucun d'eux n'a même supposé qu'une modification appréciable des caractères ethniques pût se manifester au bout d'une seule génération.

Ce n'est donc pas à une transformation que nous venons

d'assister, mais à une réparation, à une restauration de la population française. La classe de 1836, dont la taille probable n'était que de 1^m,642, était née en 1816, au lendemain de cette longue période de guerres gigantesques qui commence en 1792 et qui se continue presque sans interruption jusqu'en 1815. La population, décimée par cent batailles où avaient péri environ un million de ses hommes les plus robustes, écrasée surtout par les levées en masse des dernières années de l'Empire, avait néanmoins continué à croître numériquement; mais une grande partie de ceux qui, pendant cette période, avaient concouru à la reproduction de la race, n'avaient dû ce privilége qu'à la défectuosité de leur taille ou de leur constitution. Le rétablissement de la paix, la réduction subite et très-considérable de l'armée, ouvrirent une ère nouvelle. Les soldats licenciés rentrèrent dans leurs foyers, se marièrent, transmirent à leurs enfants leurs qualités physiques, et la population se renforça rapidement. Mais cette amélioration ne devait se révéler dans les opérations du recrutement qu'au bout d'une nouvelle période de vingt ans. De 1^m,642 en 1836, la taille probable des classes monta jusqu'à 1^m,647 en 1846. C'était un bénéfice de 5 millimètres en dix ans. Depuis lors l'accroissement s'est notablement ralenti; dix-huit années de plus n'ont ajouté que 2 millimètres à notre taille, et, quoique le mouvement ascensionnel ne soit pas encore arrêté, il est permis de croire que la cause qui l'a produit aura bientôt épuisé son action.

La race s'est donc relevée de l'échec que lui avaient fait subir il y a cinquante ans des circonstances exceptionnelles. Mais cessera-t-elle pour cela de progresser encore? Je suis bien loin de le croire. Certes, nous ne sommes plus au temps où la Bruyère burinait le portrait de ces animaux à face humaine qu'on trouvait, mâles et femelles, répandus dans la campagne et qui se retiraient la nuit dans leurs tanières où ils vivaient de pain noir, d'eau et de racines! Ce sombre tableau s'est éclairci depuis la Révolution. Les prolétaires sont moins nombreux, mieux nourris, mieux logés, mieux vêtus; toutes les conditions de subsistance et d'éducation sont considérablement améliorées, et elles ont déjà porté des fruits précieux. Pourtant, que de misère encore et que d'ignorance! Que ne reste-t-il pas à faire pour donner du bien-être au pauvre, et pour lui laisser, en diminuant les heures de travail, le temps de reposer son corps et de cultiver son esprit!... Réalisez ces nouveaux progrès, et vous verrez diminuer de plus en plus le nombre des infirmes, des chétifs, de ceux qui consomment plus qu'ils ne produisent, et qui sont un fardeau pour la société. Quant à la taille, il est douteux qu'elle puisse s'élever autrement que par la diminution du nombre des hommes les plus petits; elle pourra croître encore, en moyenne, de quelques millimètres, mais n'espérez pas qu'elle puisse monter indéfiniment, car la nature assigne à chaque race un niveau qui ne peut être dépassé.

Malheureusement, ce n'est pas seulement en force physique et en stature que nous avons besoin de grandir. Il est triste de reconnaître que, malgré les progrès réalisés, le quart de nos jeunes gens de vingt ans ne savent ni lire ni écrire, et que la France, sous ce rapport, marche après plusieurs autres nations. C'est de ce côté-là que doivent se tourner les efforts de ceux qui ont à cœur le perfectionnement de la population française. Avec l'instruction se développent la moralité et l'esprit de conduite qui conduisent à l'aisance et par là à de nouvelles améliorations physiques, intellectuelles et morales.

Est-ce là le seul vœu que nous devions faire pour l'avenir de notre population? Elle est incontestablement en voie de progrès; son état sanitaire est plus satisfaisant qu'il ne l'a jamais été; la validité des hommes augmente, la vie moyenne s'allonge, et, la mortalité demeurant au-dessous de la natalité, la force numérique de la nation continue toujours à s'accroître : mais l'accroissement cependant n'est pas tellement actif qu'il puisse toujours surmonter les causes de déchet auxquelles tout peuple est exposé. Déjà deux fois, dans les deux années 1854 et 1855, qui furent, il est vrai, affligées par la disette, la guerre et le choléra, le chiffre des naissances a été inférieur au chiffre des décès. Cela ne s'est pas reproduit, mais le souvenir de ces deux terribles années reste encore devant nous comme une menace. N'oublions pas, d'ailleurs, que si la natalité continue à progresser d'une manière absolue, elle a présenté depuis quarante ans une diminution relative, de sorte qu'elle pourrait devenir insuffisante si de nouveaux fléaux creusaient de trop larges vides dans nos rangs.

Il est donc bien désirable que le chiffre des naissances puisse s'accroître. Ce vœu se réaliserait sans doute si la prospérité publique était en baisse, si le nombre des prolétaires devenait plus considérable, et ce n'est point là ce que nous pouvons désirer. Mais le même but serait atteint si l'on pouvait restreindre la catégorie des célibataires, qui sont souvent dans l'État des citoyens utiles, mais qui ne sont, pour la race, que des rameaux stériles. Parmi les causes qui mettent obstacle au mariage, il en est deux que je ne puis m'empêcher de signaler : le célibat éternel des religieux et le célibat temporaire des soldats. Il ne m'appartient pas de parler ici de la première ; elle n'est pas de notre compétence ; mais vous n'ignorez pas que le gouvernement s'est occupé des progrès inquiétants du célibat religieux. Il a fait faire la statistique des congrégations religieuses des deux sexes, travail considérable, dont les détails ont été publiés avec les résultats des dénombrements. De 137 000 environ, en 1856, le nombre des individus voués au célibat religieux s'est élevé, en 1864, à 198 774. Il est clair que si ces 198 774 individus contractaient des mariages, ce serait un grand bienfait pour la population. Mais, je le répète, je n'ai pas qualité pour traiter ici un sujet aussi délicat, ni pour chercher le remède d'un mal sur lequel les législateurs eux-mêmes n'ont aucune prise, car la liberté individuelle doit être respectée jusque dans ses écarts. Aucune loi, par conséquent, ne peut contraindre l'homme à se marier ; mais il est bien permis de demander à la loi qu'elle fasse disparaître les causes qui entravent le mariage. J'ai vu avec douleur, dans les fragments publiés du nouveau projet de loi sur le recrutement de l'armée, que le célibat temporaire des militaires n'était ni abrogé ni même atténué d'une manière sensible. J'espère encore que nos législateurs modifieront cette partie du projet et qu'ils n'hésiteront pas entre les intérêts secondaires et contestables qui se rattachent au célibat militaire, et l'intérêt évident de la population.

Je viens, messieurs, de vous parler de la nation française et de vous montrer que, loin d'être, comme on l'a annoncé, en dépérissement ou en décadence, elle est au contraire, sous tous les rapports essentiels, en voie de progrès manifeste. Mais il ne suffit peut-être pas de comparer l'état présent de la France avec son état passé. Il serait possible que, tout en ayant beaucoup gagné, elle fût restée en arrière des autres

N° 14.

PÉRIODES de 1850-1861 (excepté pour la 3ᵉ ligne).	SUR 1000 HABITANTS de			TOTAL égal.	NUMÉROS D'ORDRE des divers pays par rapport aux 3 catégories de		
	0 à 14 ans.	14 à 60 ans.	60 ans et au delà.		0 à 14 ans.	14 à 60 ans.	60 ans et au delà.
France............	257	635	108	1000	1	1	1
Belgique.........	284	628	88	1000	2	3	3
France avant 1789.	300	634	66	1000	3	2	12
États de l'Église (anciens)........	305	611	84	1000	4	9	4
Pays-Bas.........	310	610	80	1000	5	10	5
Suède...........	313	616	80	1000	6	6	6
Hanovre.........	316	604	80	1000	7	12	7
Piémont.........	318	615	67	1000	8	7	11
Lombardie.......	320	624	56	1000	9	5	14
Autriche........	321	626	53	1000	10	4	16
Saxe............	322	609	69	1000	11	11	10
Norwége.........	330	580	90	1000	12	16	2
Espagne.........	331	613	57	1000	13	8	13
Irlande.........	331	598	71	1000	14	13	9
Grande-Bretagne..	332	594	73	1000	15	15	8
Prusse..........	348	595	56	1000	16	14	15

Le Wurtemberg et la Bavière prennent rang immédiatement après la Belgique sous le rapport du nombre des enfants de 0 à 14 ans (Wurtemberg, 299 sur 1000 habitants ; Bavière, 284 sur 1000 habitants). Mais, pour ces deux pays, le rapport des deux autres catégories d'âge n'a pas été déterminé.

pays. Dans les conditions critiques de la politique européenne, cette question offre un grand intérêt d'actualité. Je m'estime donc heureux de pouvoir mettre sous vos yeux le tableau ci-joint (n° 14), dont les éléments ont été publiés, il y a dix-huit mois, par M. Bertillon, dans un mémoire communiqué au Congrès médical de Bordeaux. Vous y verrez que la France est, de tous les pays, celui qui a le plus de force réelle, eu égard au chiffre de la population.

N'est-il pas satisfaisant de constater que la France occupe le premier rang dans les trois colonnes ? C'est elle qui a le plus grand nombre d'individus productifs, le plus grand nombre de bras disponibles, soit pour le travail, soit pour la défense du sol. Les enfants, qui sont la joie des familles et l'espoir du pays, ne sont, à vrai dire, au point de vue de l'économie sociale, qu'une charge pour la société, puisque, actuellement, ils consomment sans produire ; ils contractent aujourd'hui un emprunt qu'ils rembourseront sans doute plus tard, si leur vie est assez longue ; mais ce n'est qu'une aléa, et s'ils meurent avant d'avoir produit l'équivalent de ce qu'ils ont consommé, la société perd le capital qu'elle a placé sur leur tête. Pourvu donc que le nombre des enfants ne descende pas au-dessous d'une certaine limite, pourvu qu'il suffise à l'entretien et à l'accroissement de la population, comme cela a lieu en France, les forces sociales sont en raison inverse de ce nombre. Sous ce rapport, la France tient le premier rang. Notre sœur la Belgique nous suit de près. L'Espagne, l'Irlande, la Grande-Bretagne et la Prusse occupent les derniers numéros de la liste.

Si l'on considère maintenant la population productive, qui constitue la force active des États, on trouve que les numéros d'ordre sont quelque peu intervertis, mais la France est toujours la première, et c'est encore la Belgique qui occupe le second rang.

Enfin, grâce aux bienfaits de notre organisation sociale, grâce à l'augmentation du nombre des familles qui peuvent nourrir les bouches inutiles et soigner convenablement les êtres affaiblis par l'âge, grâce aux progrès de l'assistance et des sentiments d'humanité, la France est de tous les pays celui qui sait conserver le plus grand nombre de vieillards. Ce n'est pas une force sans doute, mais, ainsi que l'a dit M. Bertillon, c'est une gloire. Soyons fiers de le constater !

En résumé, messieurs, sous quelque point de vue que l'on envisage notre population, soit qu'on la considère en elle-même, dans son évolution passée et dans sa marche vers l'avenir, ou qu'on la considère dans le présent pour la comparer à celles qui l'entourent, on ne découvre nulle part de sérieux sujets d'alarmes, et presque partout au contraire on trouve des motifs légitimes de satisfaction. S'il nous reste encore bien des progrès à faire, ne méconnaissons pas ceux qui sont déjà accomplis. Il y a eu dans notre passé des périodes inquiétantes, mais aujourd'hui nous pouvons dormir tranquilles: la patrie n'est pas en danger.

Paris. — Imprimerie de E. Martinet, rue Mignon, 2.

Défauts constatés sur le document original

Contraste insuffisant ou différent, mauvaise qualité d'impression

Under-contrast or different, bad printing quality

www.ingramcontent.com/pod-product-compliance
Ingram Content Group UK Ltd.
Pitfield, Milton Keynes, MK11 3LW, UK
UKHW020023080726
13614UKWH00004B/1525